Petra Schürmann

Mein Erfolgsrezept: Enzyme

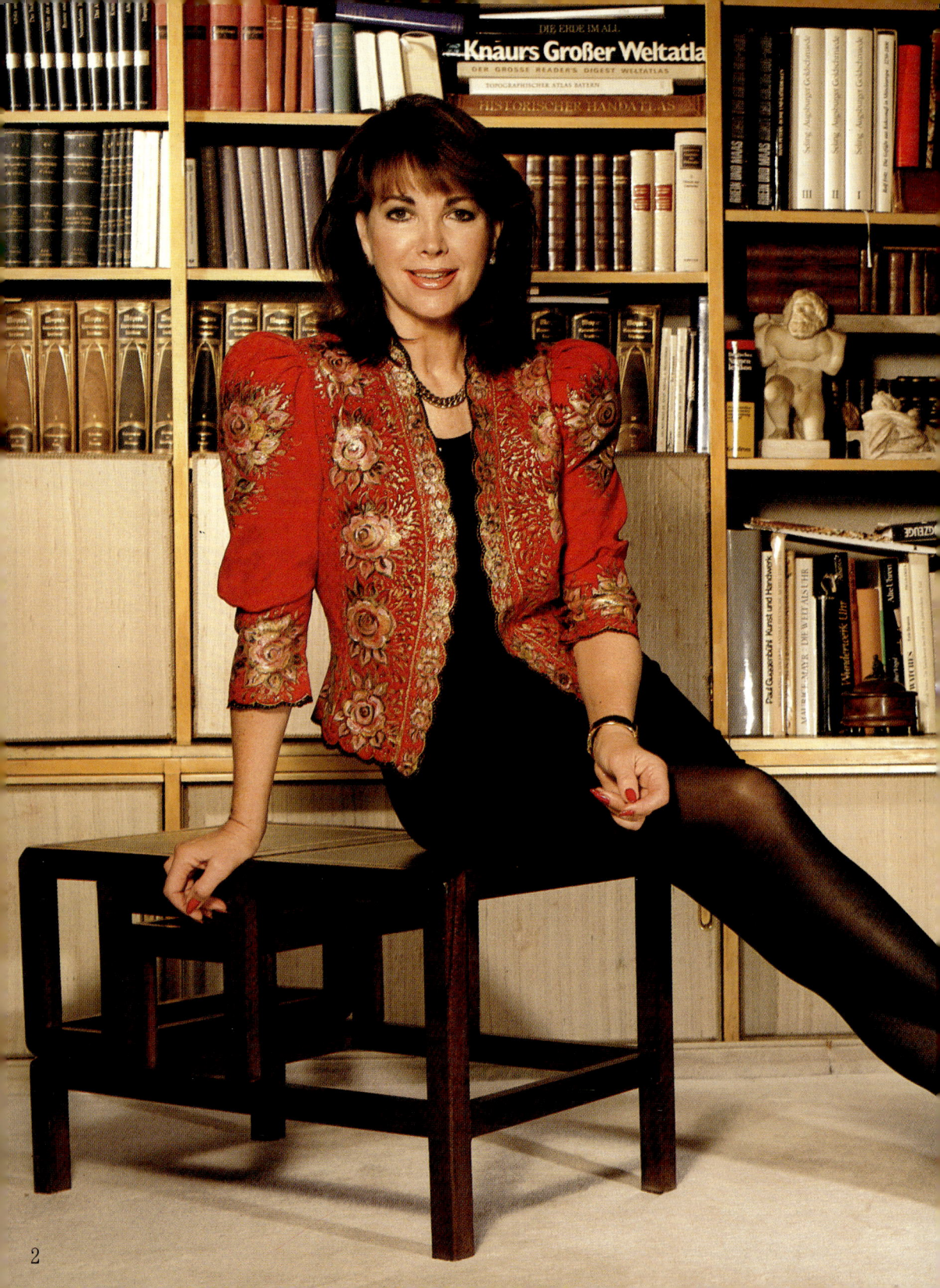

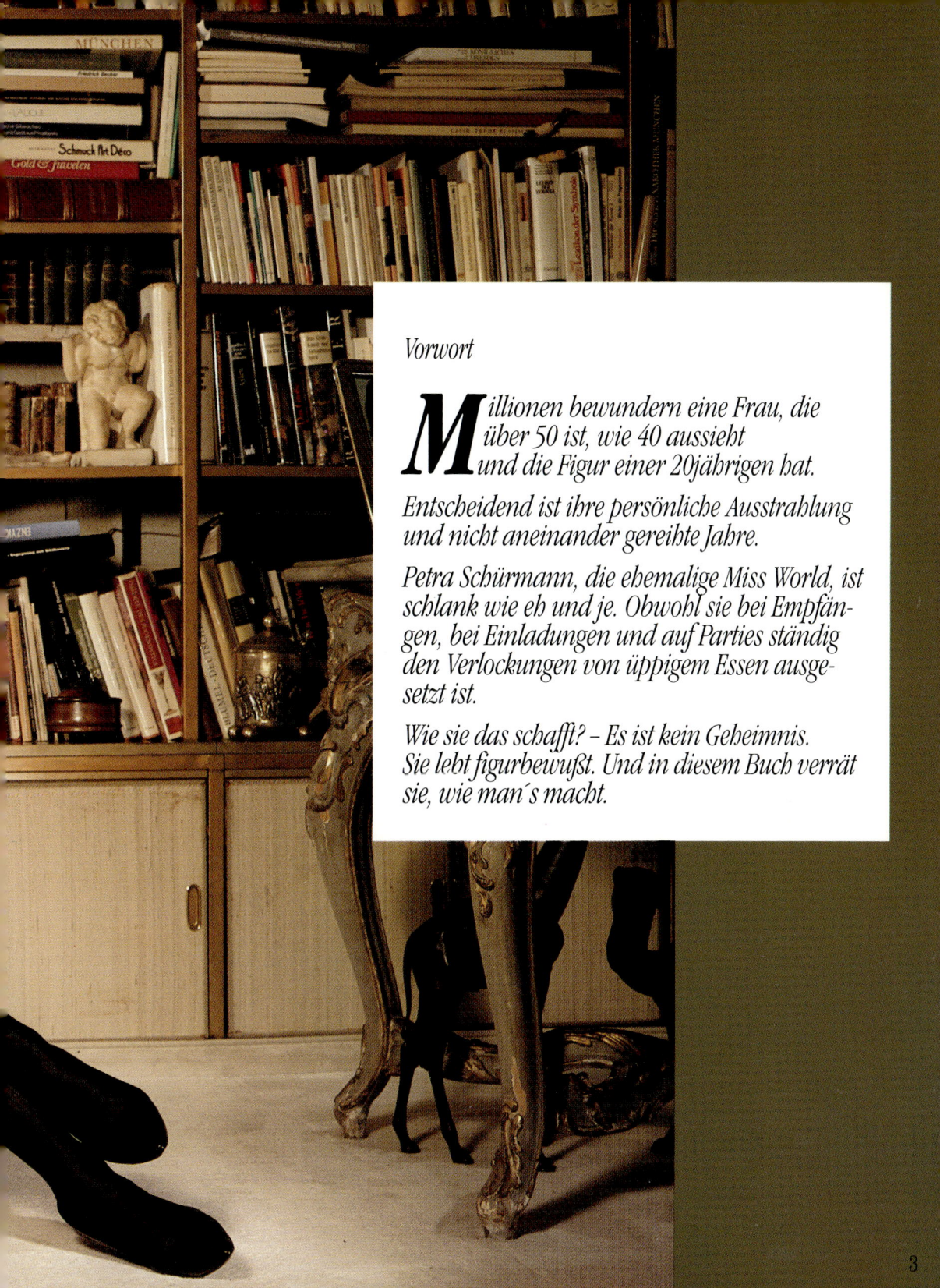

Vorwort

Millionen bewundern eine Frau, die über 50 ist, wie 40 aussieht und die Figur einer 20jährigen hat.

Entscheidend ist ihre persönliche Ausstrahlung und nicht aneinander gereihte Jahre.

Petra Schürmann, die ehemalige Miss World, ist schlank wie eh und je. Obwohl sie bei Empfängen, bei Einladungen und auf Parties ständig den Verlockungen von üppigem Essen ausgesetzt ist.

Wie sie das schafft? – Es ist kein Geheimnis. Sie lebt figurbewußt. Und in diesem Buch verrät sie, wie man´s macht.

© 1992 CEDI-Verlag,
8029 Sauerlach bei München
Redaktion: Ute Taffel
Fotos: Ute Taffel, Andrea Schick,
Eckhard Gmeiner, Markus Schicht,
Erik Bach, Bavaria, IFA, Mauritius,
ZEFAL, Klaus Schultes, Studio Meinen,
Vander/BUNTE
Fotosatz: Typosatz Namisla , München
Lithografie: SKU, München
Druck: Color-Offset, München

Printed in Germany
ISBN 3 · 9803060 · 0 · 3

Petra Schürmann:

Mein Erfolgsrezept: Enzyme

Der Weg zum Schlankwerden
und Schlankbleiben.

CEDI-Verlag, 8029 Sauerlach bei München

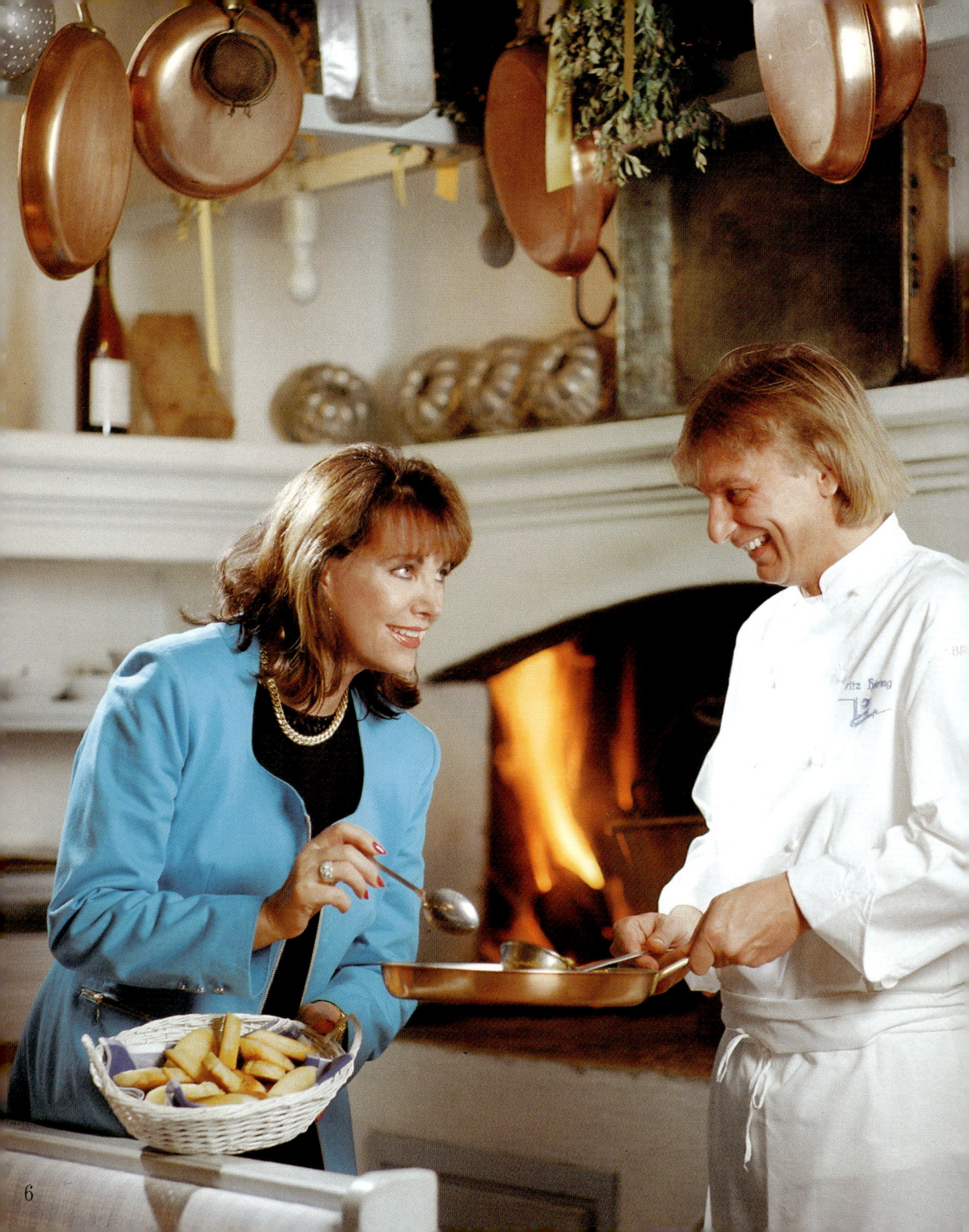

Ich bedanke mich für die freund-
liche Mitarbeit an diesem Buch
bei dem Fernsehkoch Fritz Häring,
der einen Teil der Diätrezepte
entwickelt und die Gerichte für
dieses Buch zubereitet hat.
Fritz Häring ist Inhaber von
"Härings Wirtschaft" in Tutzing
am Starnberger See.

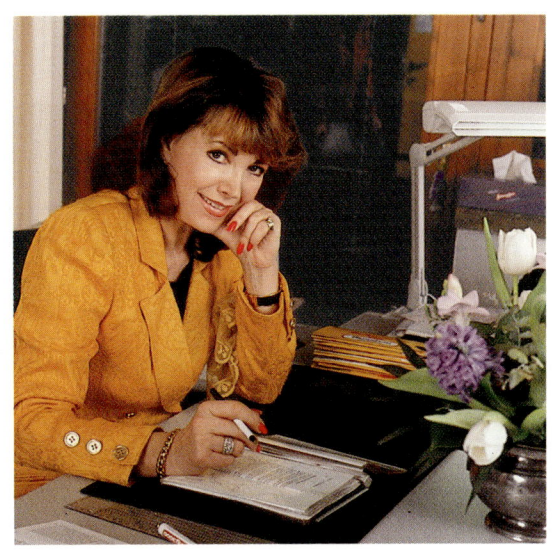

Liebe Leser,

immer wieder werde ich gefragt:
"Wie bleiben Sie so schlank?"
Diese Fragen veranlassen mich, mein
Wissen um Körperbewußtsein und Er-
nährung weiterzugeben, denn ich weiß:
Schlanke haben es um vieles leichter.
Ich habe mich aus naheliegenden
Gründen mit diesem Thema intensiv
auseinandergesetzt und verrate Ihnen
gerne mein Erfolgsrezept.
Haben Sie den Wunsch, ernsthaft und
dauerhaft abzunehmen?
Ja – dann empfehle ich Ihnen meine
Enzym-Diät. Sie ist kein Geheimnis,
sondern eine neue Lebensart, in der für
Hunger, Entzug oder Entbehrung kein
Platz ist.
Ich will Ihnen erklären, was die Voraus-
setzungen für diese neue Lebensart ist,
wie Sie mit der Energie "Nahrung" bes-
ser umzugehen lernen, und wie Sie
Schritt für Schritt den Weg in ein besseres Leben finden.

Ihre

Petra Schürmann

Petra Schürmann

9

Übergewicht: Sie sind nicht allein...

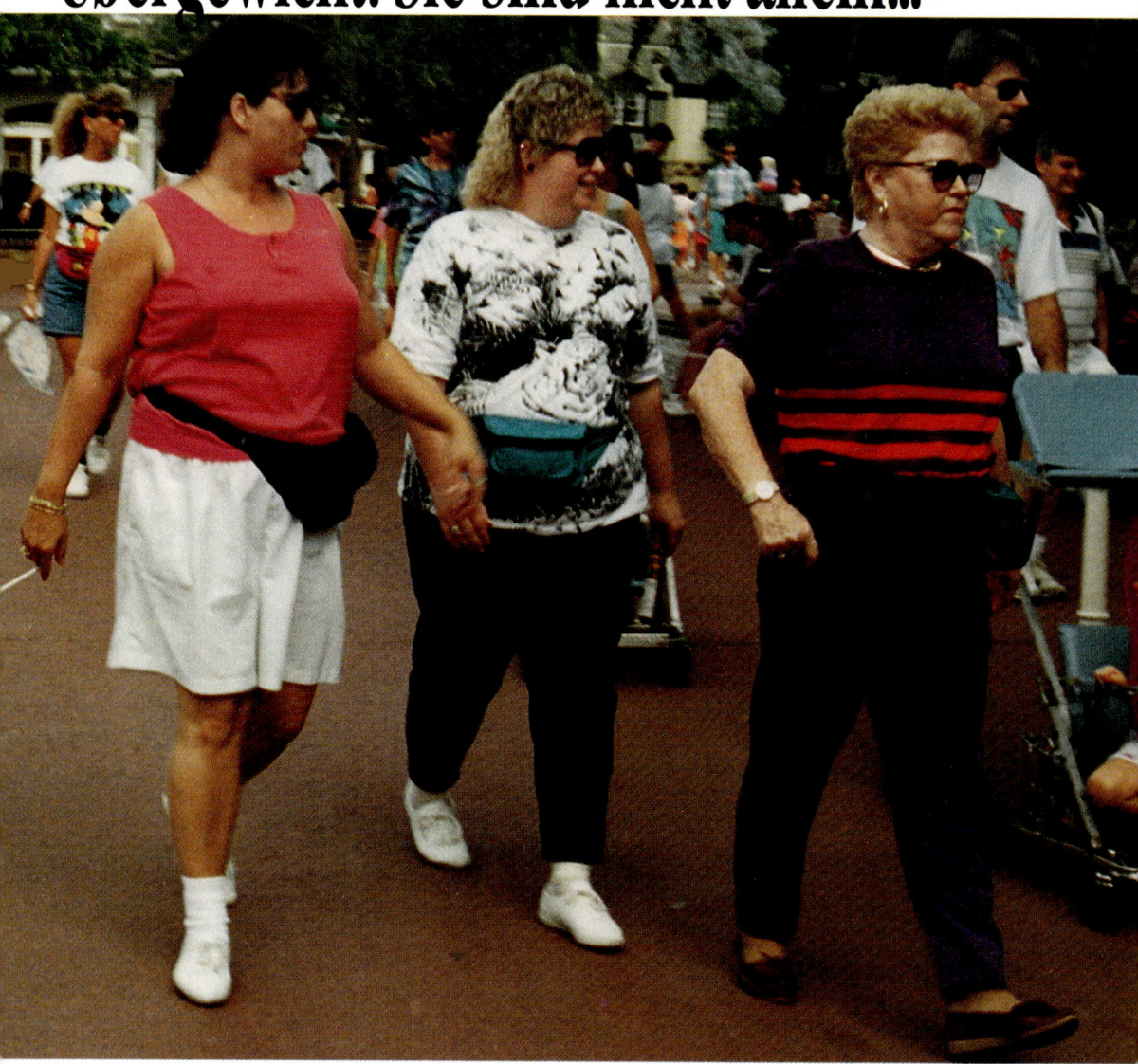

... denn zwei von drei Deutschen sind zu dick. Tendenz steigend. Die Gründe sind vielfältig: Körperliche Leistung ist bei den meisten nicht mehr gefragt. Unsere Eßgewohnheiten stammen aber aus einer Zeit, die Schwerarbeit erforderte und Not kannte.

Wir haben unsere Ernährung noch nicht der heutigen Lebensweise angepaßt. Wir essen falsch: zu viel, zu fett, zu süß, zu wenig Ballaststoffe.

Wir kombinieren die falschen Nahrungsmittel und essen wahllos alles durcheinander.

Regel Nummer 1:

Übergewicht hat weniger damit zu tun, wieviel man ißt, sondern vielmehr damit, was man ißt und wie man seine Speisen zusammenstellt.

Warum sind Dicke dick?

Sie informieren sich nicht richtig,
weil die wirkliche Motivation zum Abnehmen fehlt.

Sie essen meist das Falsche.
Mit traumwandlerischer Sicherheit greifen Sie zu Dickmachern.

Sie bauen einen Schutzwall, eine Art Polster um sich, um nicht verletzbar zu sein.
Damit betrügen sie sich selbst.

Sie fühlen sich unverstanden und nicht geliebt.
Ihre Art, schwierige Situationen zu meistern, heißt: Essen. Man kann sie auch Frustesser nennen.

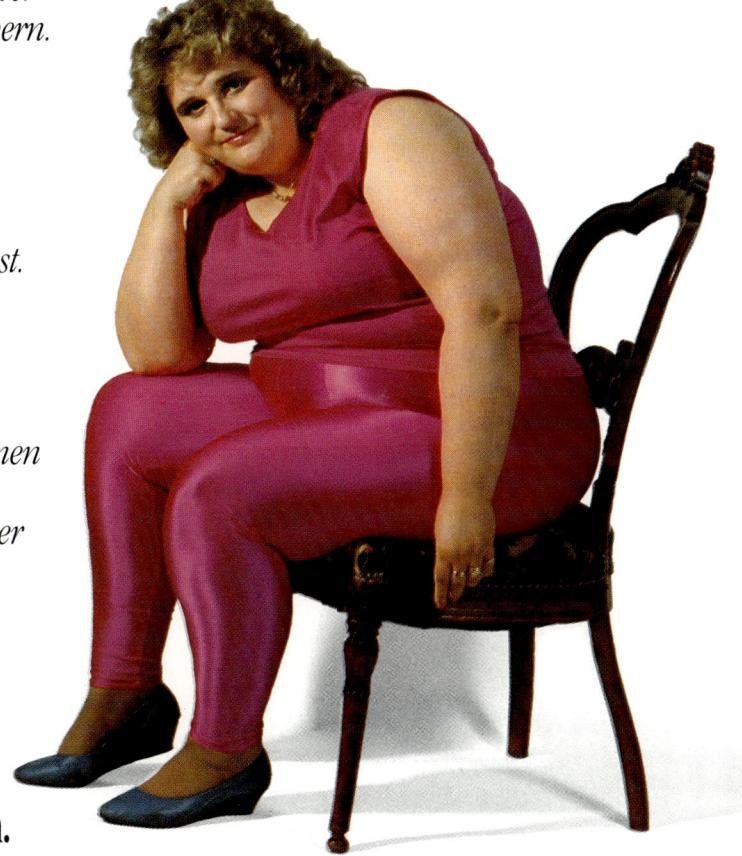

Ich entscheide mich für ein besseres Leben.

Ich weiß, daß ich umdenken muß.

Figur ist gefragt.

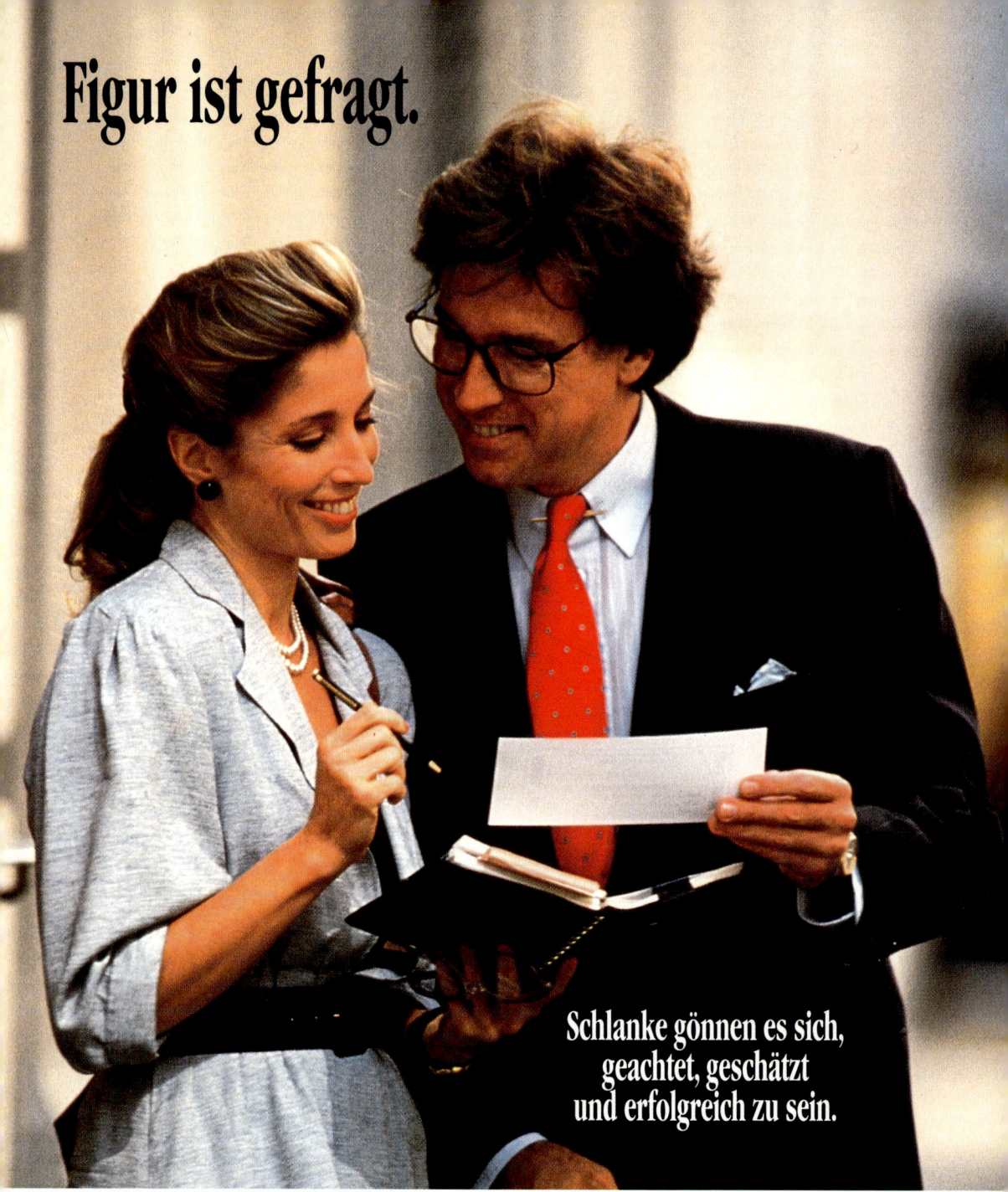

Schlanke gönnen es sich, geachtet, geschätzt und erfolgreich zu sein.

Schlanke haben natürliche Vorteile:
Im Berufsleben gelten sie als dynamischer, als Menschen
mit stärkerem Selbstbewußtsein, mit größerer Belastbarkeit.
Und damit gewinnen sie automatisch Sympathie.

12

Machen Sie sich Ihren Körper bewußt.

Übergewicht: Im wahrsten Sinne des Wortes ein schwerwiegendes Problem. Es betrifft den Großteil aller Menschen in unserer Überflußgesellschaft – entweder direkt oder indirekt. Aber obwohl doch so viele davon betroffen sind, läßt unser Wissen über Themen wie Ernährung oder Körperbewußtsein zu wünschen übrig. Dabei ist dieses Wissen die Grundlage für einen bleibenden Diäterfolg.
Diese Grundlage soll auf den nächsten Seiten gestärkt werden.

Der Mensch ist von Natur aus schlank gedacht.

Mein 6-Punkte-Programm.

Es führt Sie Schritt für Schritt zu Ihrer Wunschfigur

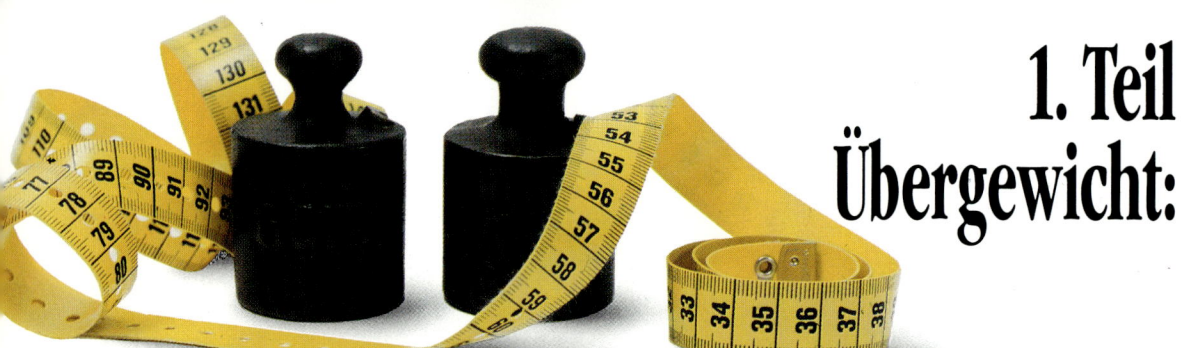

Wie entsteht Übergewicht?

Viele Menschen nehmen mehr Kalorien zu sich als ihr Körper verbrauchen kann. Überschüssige Energie aber wandelt der Körper in Fett um: Sie nehmen zu. Wer täglich nur 100 Kalorien zuviel ißt (und das ist nicht mehr als ein Ei oder eine Scheibe Graubrot), der nimmt in einem Jahr 3,6 Kilogramm zu. Das sind nach Adam Riese in fünf Jahren bereits 18 Kilogramm.

Wann ist ein Mensch übergewichtig?

Nach wie vor gilt die Regel für das sogenannte Normalgewicht: Körpergröße in Zentimetern minus 100.
Beispiel: Eine Frau, die 1,65 Meter groß ist, sollte ein Normalgewicht von 65 Kilo haben.

Früher sprach man auch noch vom Idealgewicht. Das lag zehn Prozent unter dem Normalgewicht, also in unserem Rechenbeispiel bei knapp 59 Kilo.

Wann hat man das richtige Gewicht?

Das Körpergewicht ist etwas ganz Persönliches. Man kann es nicht in mathematische Formeln pressen. Deshalb sprechen wir heute gerne vom "Wohlfühlgewicht".
Darunter verstehen wir das Gewicht, mit dem ein Mensch sich rundum gesund und wohlfühlt. Allerdings sollte es nicht höher als fünf Prozent über dem Normalgewicht liegen. Bei einer Frau mit 1,65 Größe also nicht über 73 Kilo. Spätestens bei dieser Marke beginnt das Übergewicht.

Körpergröße	Normalgewicht
155 cm	55 kg
158 cm	58 kg
160 cm	60 kg
162 cm	62 kg
165 cm	65 kg
168 cm	68 kg
170 cm	70 kg
172 cm	72 kg
175 cm	75 kg
180 cm	80 kg
185 cm	85 kg
190 cm	90 kg

Machen Appetitzügler schlank?

Solche Medikamente können zwar Hungergefühle unterdrücken. Sie sind aber kein Ersatz für eine ausgewogene Diät. Denn gerade beim Abnehmen braucht Ihr Körper eine optimale Nährstoffzufuhr. Und die ist nur garantiert, wenn Sie essen. Und zwar das Richtige.

Abnehmen mit einer Radikalkur?

Bei einseitigen Diäten leidet der Körper sehr rasch unter Mangelerscheinungen. Das führt teilweise bis zu ernsthaften Stoffwechselstörungen, die den Kreislauf oder bestimmte Organe schädigen können. Beispielsweise ist bekannt, daß zu hohe Eiweißzufuhr den Körper mit Schadstoffen wie etwa Harnsäure übermäßig belastet. Mangeldiäten können Muskelzellen schädigen.

Achten Sie während einer Diät darauf, daß Ihr Körper eine ausgewogene Kombination von Nähr- und Vitalstoffen bekommt.

Informationen
über Ernährung und Körperbewußtsein

Wie Sie abnehmen können.

Erfolgreich und dauerhaft abnehmen können Sie nur, wenn Sie weniger Kalorien zu sich nehmen als Sie verbrauchen. Nur dann baut der Körper Fettpolster ab, um die fehlende Energie auszugleichen.

In welchem Zeitraum Sie abnehmen können.

Das hängt natürlich von verschiedenen Faktoren ab, etwa davon, wieviel Übergewicht Sie haben.

Von Ihrem bisherigen Kalorienkonsum und schließlich von Ihrem Grundumsatz.
Wenn Sie abnehmen, müssen Sie, wie gesagt, die Kalorienzufuhr beschränken.

Die Faustregel:
Wenn Sie 900 Kalorien am Tag einsparen, können Sie täglich Ihr Gewicht um 150 Gramm reduzieren.

Wenn Sie zum Beispiel Ihre frühere tägliche Kalorienzufuhr von 1700 auf 800 reduzieren, können Sie in zehn Tagen jeweils 900 Kalorien einsparen. Damit nehmen Sie in diesem Zeitraum rund 1,5 Kilogramm ab.

Wenn Sie Ihre tägliche Nahrungsmenge um 1200 Kalorien verringern, können Sie in zehn Tagen 2 Kilogramm abnehmen.

Und wenn Sie täglich 1800 Kalorien einsparen, dann können Sie in diesem Zeitraum sogar 3 Kilo schaffen.

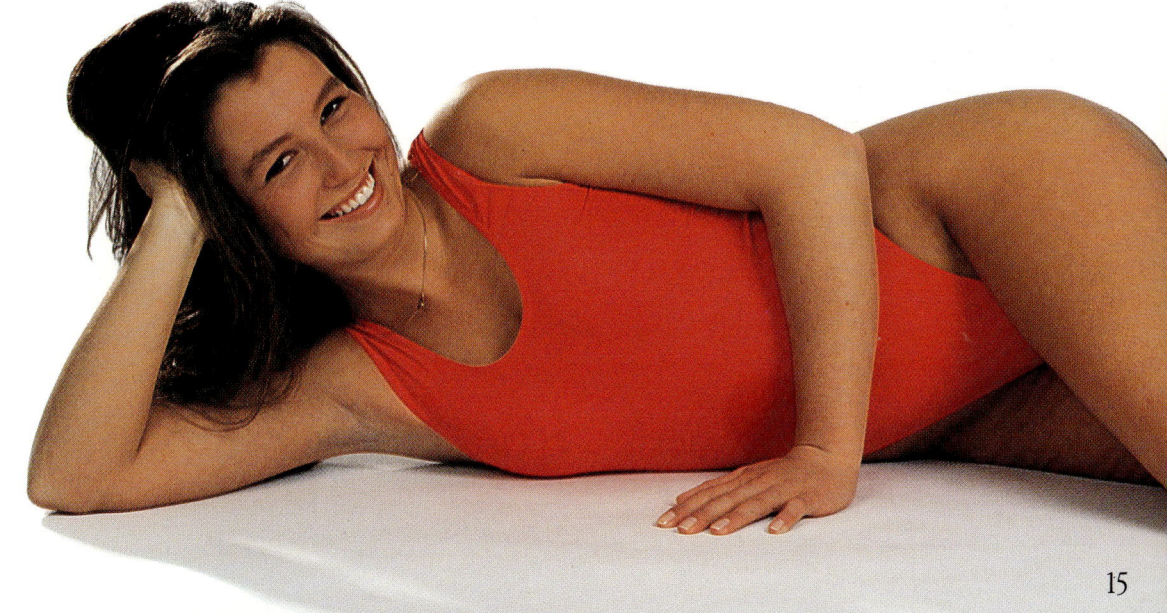

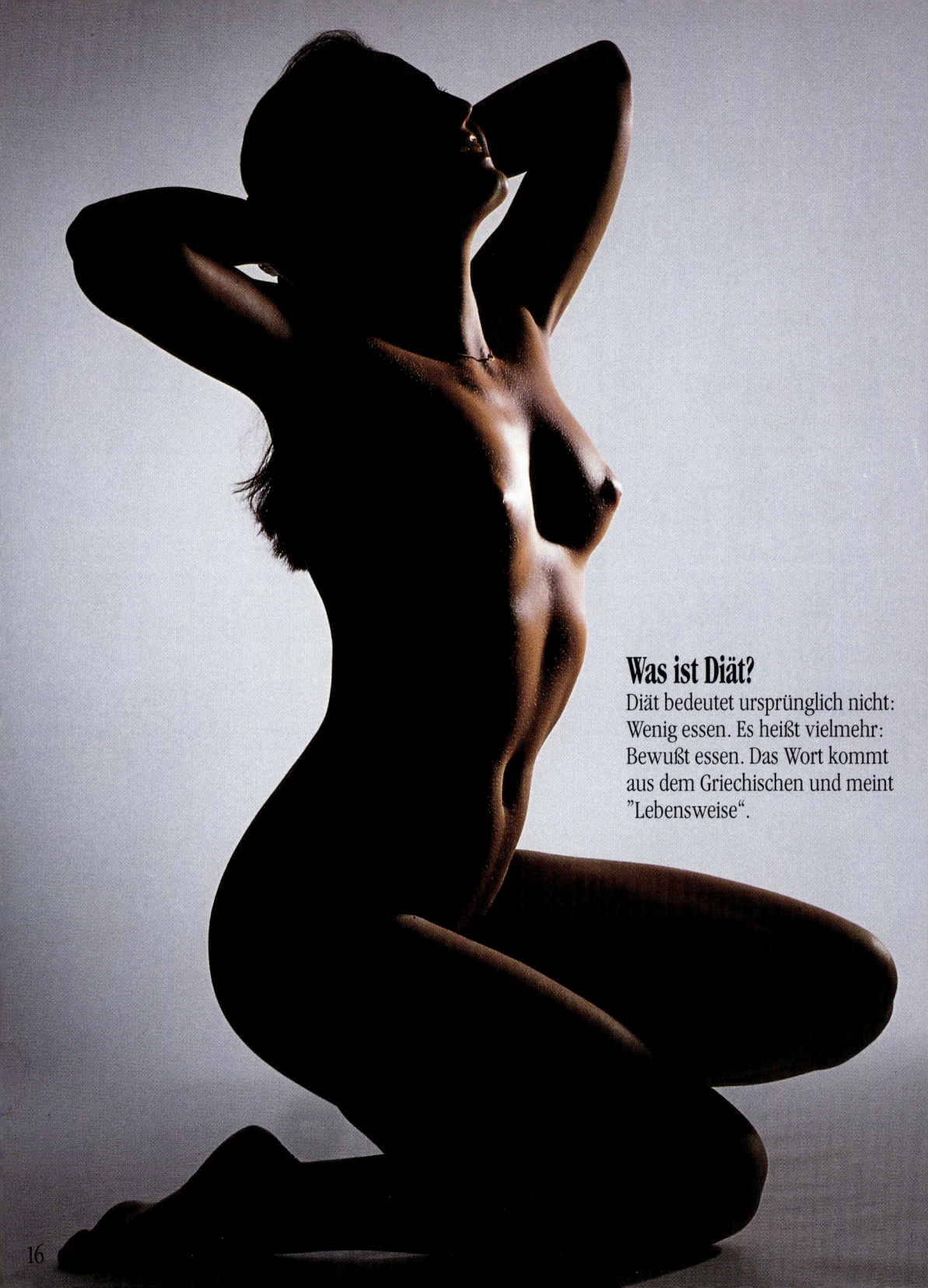

Was ist Diät?

Diät bedeutet ursprünglich nicht:
Wenig essen. Es heißt vielmehr:
Bewußt essen. Das Wort kommt
aus dem Griechischen und meint
"Lebensweise".

Was ist Grundumsatz?

Die Energiemenge, die der Körper in absoluter Ruhestellung täglich für seinen Stoffwechsel braucht, um überhaupt funktionieren zu können: Für Atmung, Kreislauf, Gehirn, Verdauung.

Die Höhe des Grundumsatzes ist von verschiedenen Faktoren abhängig:

Vom Alter: Er sinkt nach dem 20. Lebensjahr

Vom Geschlecht: Männer haben höhere Grundumsatzwerte als Frauen.

Von der Körpergröße: Je größer, um so höher.

Von der Körpermasse: Mollige haben einen erhöhten Grundumsatz.

Es gibt auch eine Faustregel für die Berechnung des individuellen Grundumsatzes: indem man das tatsächliche Körpergewicht mit 25 multipliziert: Wer 70 Kilo wiegt, hat einen Grundumsatz von etwa 1750 Kcal, ohne daß er körperlich arbeitet oder Sport treibt. Ein 80-Kilo-Mann verbraucht in Ruhestellung bereits 2000 Kilokalorien.

Diese Tabelle zeigt Ihnen die durchschnittlichen Richtwerte von Normalgewichtigen in Bezug auf die Körpergröße.

Grundumsatz	
Körpergröße	Energieverbrauch
150 cm	1000 Kcal.
153 cm	1060 Kcal.
155 cm	1100 Kcal.
157 cm	1140 Kcal.
160 cm	1200 Kcal.
163 cm	1260 Kcal.
165 cm	1300 Kcal.
167 cm	1340 Kcal.
170 cm	1400 Kcal.
173 cm	1460 Kcal.
175 cm	1500 Kcal.
177 cm	1540 Kcal.
180 cm	1600 Kcal.
185 cm	1700 Kcal.
190 cm	1800 Kcal.

Manche können essen, was sie wollen: Sie werden nicht dick!

Es stimmt tatsächlich: Manche Menschen können essen, was sie wollen, sie nehmen einfach nicht zu. Mal abgesehen von solchen, bei denen man sich täuscht: die essen oft nur scheinbar so viel.

Es gibt Leute, die nur gelegentlich zuschlagen, und denen ansonsten Essen gar nicht so viel bedeutet. – die auch kalorienreiche Getränke wie Alkohol oder zuckerhaltige Limonade vermeiden.

Aber zugegeben: Es gibt auch Menschen, bei denen der Stoffwechsel auf anderen Touren läuft als normal. Vor allem Junge haben eine hohe körpereigene Enzymproduktion und dadurch einen besonders aktiven Stoffwechsel. Die Nährstoffe werden in Energie und nicht in Fettpolster umgewandelt.

Andere, vor allem ältere Menschen, leiden unter Mangel an Enzymen. Bei ihnen kann die aufgenommene Nahrung nicht ausreichend in Energie umgewandelt werden – sie lagert sich als Depotfett ab. Solche Leute hört man oft klagen, daß sie sich antriebslos und abgeschlagen fühlen. An fehlender Energiezufuhr kann es nicht liegen.

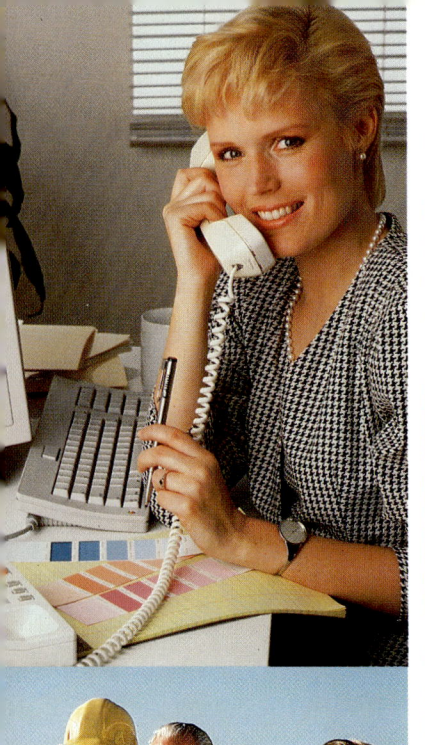

Unser Kalorienbedarf ist genauso hoch wie unser Energiebedarf.
Der tägliche Energiebedarf
errechnet sich hauptsächlich aus
dem Grundumsatz und unserer
Tätigkeit.

Grundumsatz
+ geistige Betätigung
+ körperliche Betätigung
= Energiebedarf

Der größte Energieverbraucher
ist unser Gehirn.
Bei leichter körperlicher und
geistiger Tätigkeit liegt der
durchschnittliche Energiever-
brauch pro Tag und Kilo Körpergewicht bei 30 Kilokalorien.
Wenn Sie zum Beispiel 55 Kilo
wiegen und nicht zunehmen
möchten, dürfen Sie täglich
nicht mehr als 1650 Kalorien zu
sich nehmen.

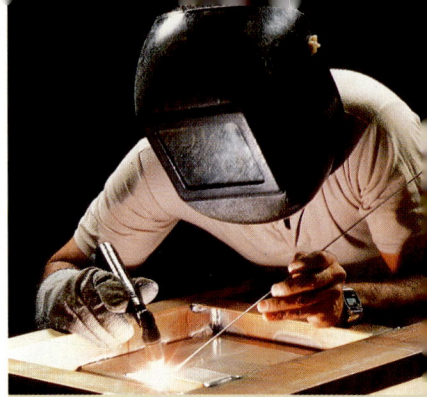

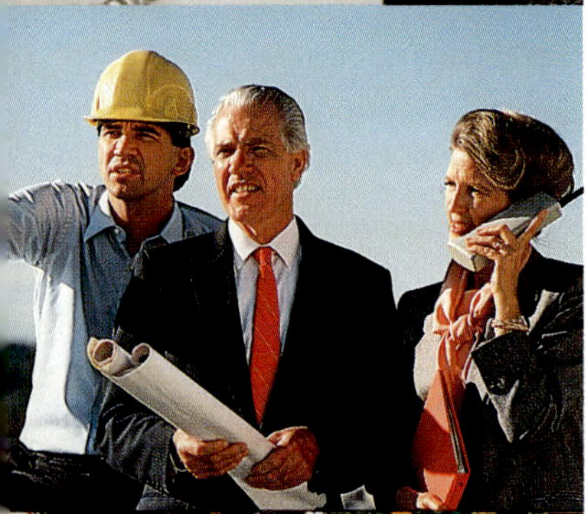

Wieviel Kal

Beispiele für Berufe mit leichten körperlichen Tätigkeiten:

Büroangestellte, PKW-Fahrer,
Laborantin, Feinmechaniker,
Fließbandarbeiter (sitzend).

Körpergröße	Täglicher Verbrauch
160 cm	1920 Kcal.
165 cm	2080 Kcal.
170 cm	2240 Kcal.
175 cm	2400 Kcal.
180 cm	2560 Kcal.
190 cm	2880 Kcal.

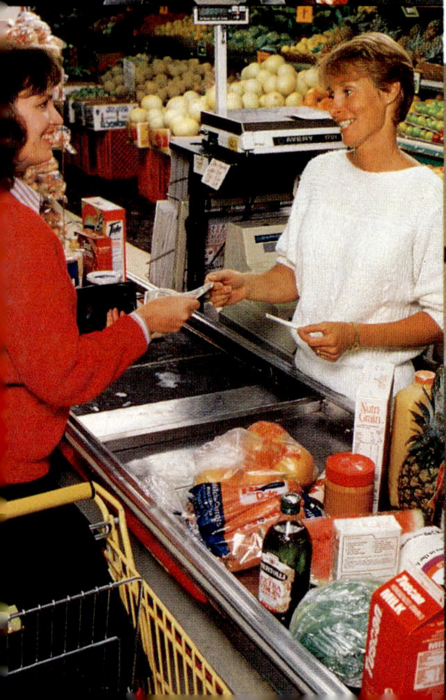

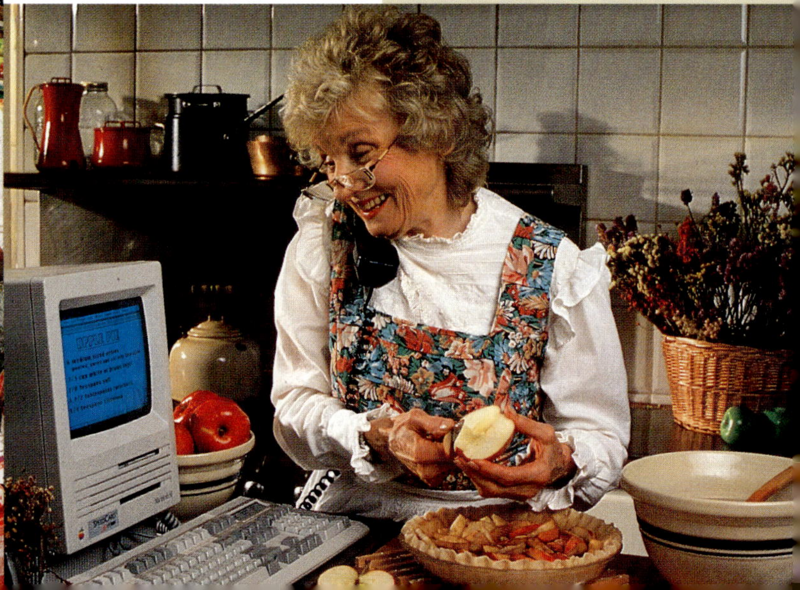

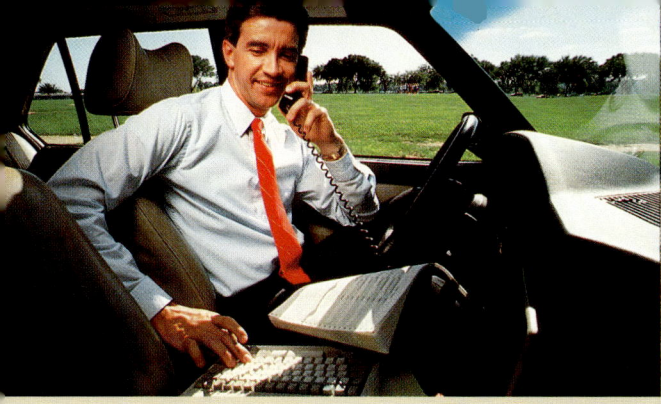

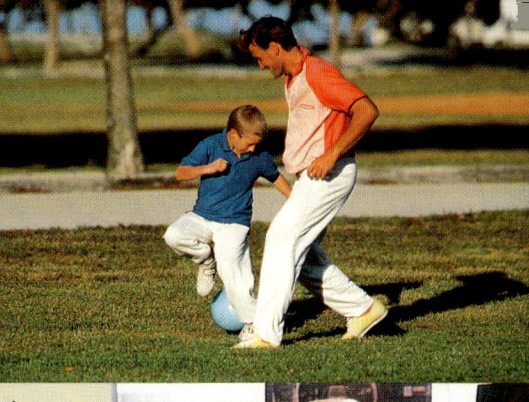

en verbrauchen Sie täglich?

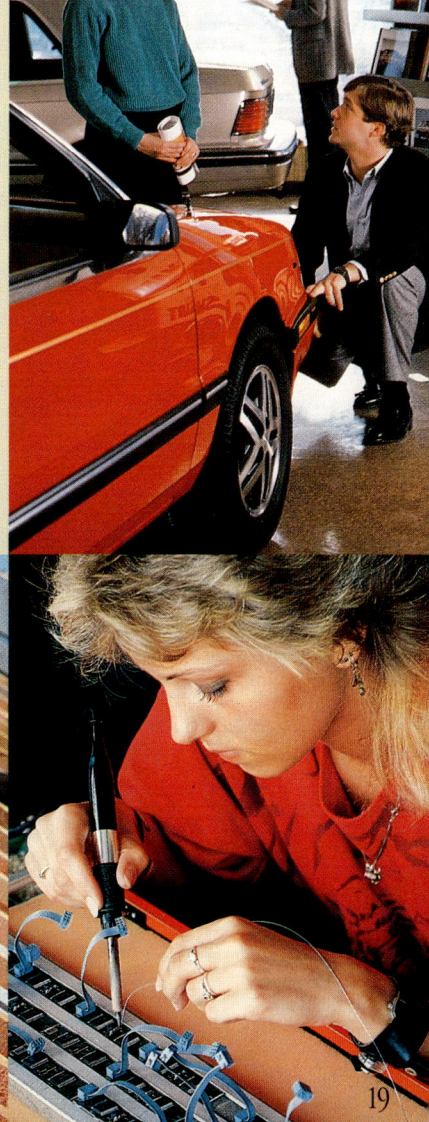

Personen mit mittelschwerer körperlicher Betätigung:

Hausfrau, Handwerker, Verkäuferin, Krankenschwester.
Sie brauchen mehr Energie.

Körpergröße	Täglicher Verbrauch
160 cm	2220 Kcal.
165 cm	2405 Kcal.
170 cm	2590 Kcal.
175 cm	2775 Kcal.
180 cm	2960 Kcal.
190 cm	3330 Kcal.

Personen mit schweren körperlichen Tätigkeiten:

Landwirte, Masseure, Maurer, Bergarbeiter, Zimmerer, Sportler.
Ältere Menschen haben einen um etwa 10 Prozent geringeren Energiebedarf als jüngere.

Körpergröße	Täglicher Verbrauch
160 cm	2500 Kcal.
165 cm	2700 Kcal.
170 cm	2900 Kcal.
175 cm	3100 Kcal.
180 cm	3300 Kcal.
190 cm	3700 Kcal.

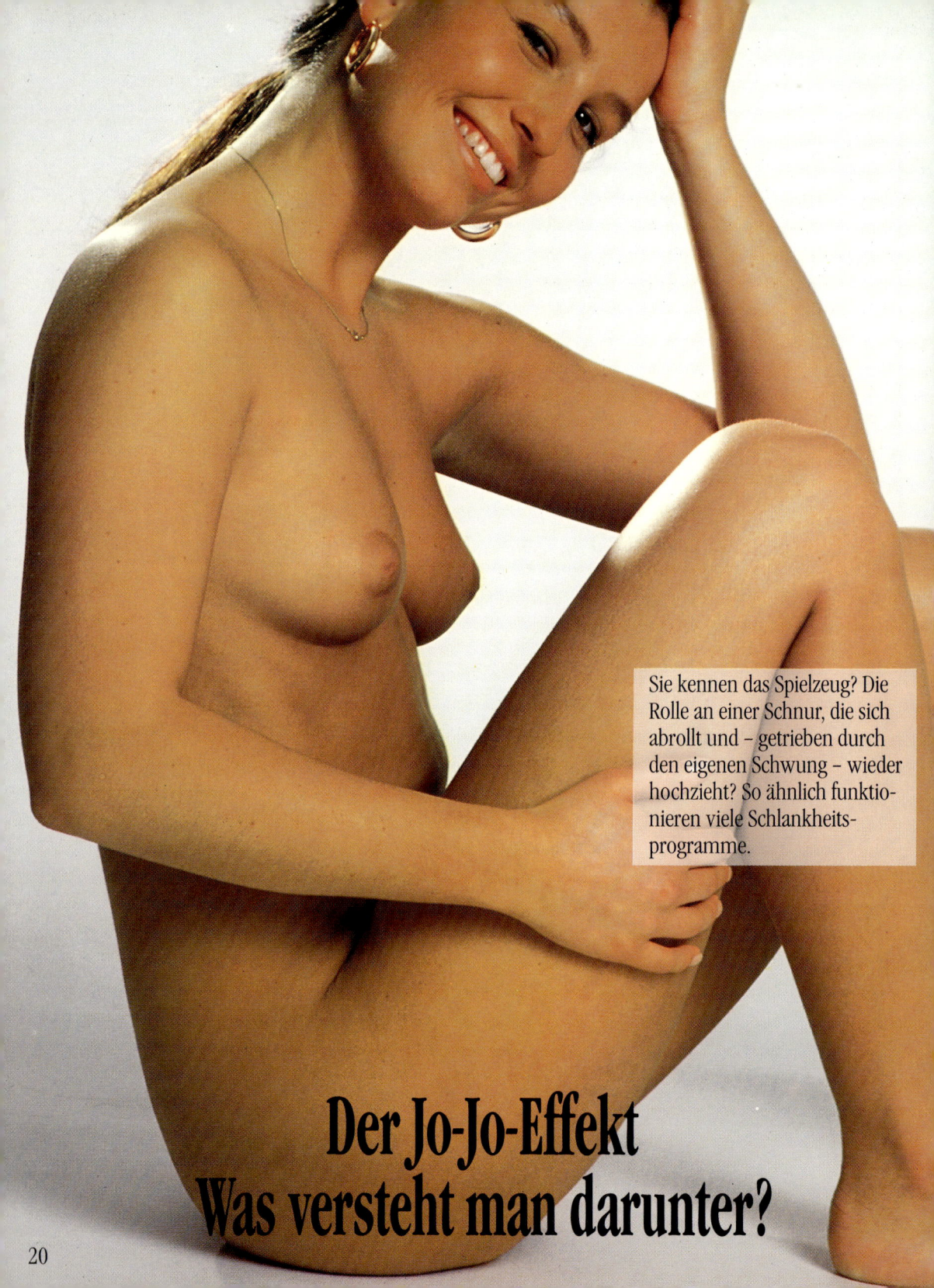

Sie kennen das Spielzeug? Die Rolle an einer Schnur, die sich abrollt und – getrieben durch den eigenen Schwung – wieder hochzieht? So ähnlich funktionieren viele Schlankheitsprogramme.

Der Jo-Jo-Effekt
Was versteht man darunter?

Wer kennt sie nicht aus seinem Freundeskreis: Leute, die schon zehn oder zwanzig sogenannte Diäten hinter sich haben und dicker sind als je zuvor? Wissenschaftler haben dieses Phänomen "Jo-Jo-Syndrom" genannt. Sie verstehen darunter eine Gewichtszunahme, ausgelöst durch falsche Crash-Diäten, die zwar zum Verlust von ein paar Kilos führen; denen sich jedoch eine Heißhungerphase anschließt. Das ursprüngliche Gewicht wird rasch wieder aufgefüllt – und meist noch ein paar Pfunde dazu.

Des Rätsels Lösung:
Die Crash-Diät signalisiert dem Körper eine Zeit des Mangels. Die Zellen des Organismus, die für schlechte Zeiten Fett speichern, entleeren sich. Danach aber signalisiert der Körper ständigen Hunger sobald die Zeit des Mangels vorüber ist, wollen die Fett-Speicherzellen wieder aufgefüllt werden. Die Ursache des Mißerfolges: Wer nur deshalb möglichst rasch abnimmt, um danach wieder ungehemmt essen zu können, hat das falsche Ziel.
Meine ausgewogene Enzym-Diät geht das Problem anders an. Sie signalisiert dem Körper nicht Mangel. Sie aktiviert ihn vielmehr, die zugeführte Nahrung in Energie umzusetzen.

Weniger ist mehr!

Je behutsamer Sie abnehmen, desto dauerhafter ist auch Ihr Erfolg. Geben Sie sich nicht mit Scheinerfolgen zufrieden!
In der ersten Phase einer Diät schwemmt Ihr Stoffwechsel eigentlich nur Wasser aus. Sie erleben einen drastischen Gewichtsverlust.

In der zweiten Phase wird jedes Gramm Ihrer Nahrung gründlicher verwertet. Ihr Körper verbrennt die Energie deutlich langsamer, es kann sogar ein Gewichtsstillstand eintreten.
Sie fühlen, bedingt durch den verlangsamten Stoffwechsel, möglicherweise Lustlosigkeit, fehlende Energie. Ihr Organismus wehrt sich, noch mehr abzunehmen. Das kann einige Zeit dauern, obwohl Sie weiterhin Ihre Diät einhalten.

Geben Sie dann nicht auf! Denn ein Abbruch würde Sie in Ihre Jo-Jo-Phase zurückbringen.
In der dritten Periode werden die eigentlichen Fettreserven angegriffen. Sie werden es selbst sehen: Ihr Gesicht wird schlanker, die spürbaren Fettschichten an Oberarm und Hals werden dünner. Nur wenn Sie weiter eisern Ihre Diät halten, nach etwa 10 bis 12 Tagen, gibt das Gehirn den Befehl, die Fettdepots abzubauen.

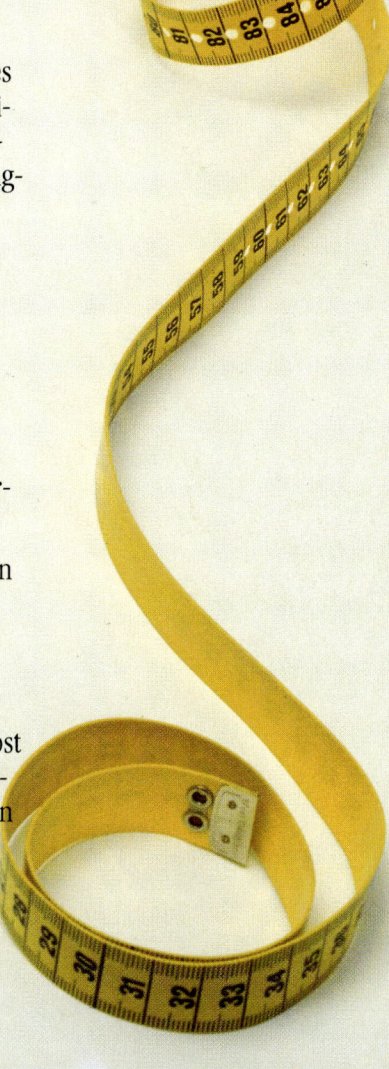

Diäten, Diäten, Diäten

Übergewichtige wissen: Der Geist ist willig, doch das Fleisch ist schwach. Und viele fallen auf Werbesprüche herein, die da beispielsweise heißen: "Zwei Kilo abnehmen in 24 Stunden." Oder: "Mühelos Abnehmen bis zu 30 Kilo und mehr". Sie bestellen sich Saunaanzüge, in denen sie Wasser verlieren, aber kein Gramm Fett. Und sie bezahlen Unsummen für Präparate, die nur aus Eiweißgranulat, Gemüsepulver oder Meeresalgen bestehen.

Auch viele Crash-Diäten, wie sie häufig in Zeitschriften vorgestellt werden, halten nicht, was sie auf dem Titel versprechen: entweder der Körper verliert nur Wasser, oder er holt sich das verlorene Fett nach dem Jo-Jo-Prinzip gleich wieder zurück. Und meist noch ein paar Pfunde mehr.

Die Qual der Wahl

Es gibt in jeder Buchhandlung eine ganze Reihe von wirklich guten Diätbüchern. Bei konsequenter Anwendung führen diese Programme tatsächlich zur erfolgreichen Gewichtsabnahme. Nur ist es leider meist mit sehr viel Aufwand verbunden, die empfohlenen Vorräte anzuschaffen, die Gerichte zuzubereiten und täglich die Kalorien exakt zu zählen. Nur eines haben alle diese Werke gemeinsam. Sie empfehlen keine Blitzdiät, kein Schlankwerden in fünf Tagen – nachdem Sie vielleicht Jahre gebraucht haben, um das Übergewicht aufzubauen. Und ich stimme hundertprozentig mit dem Leitsatz aller guten Diäten überein:

"Gewichtsabnahme soll langsam erfolgen".

Ich habe den Satz sogar noch etwas umgewandelt:

"Werden Sie auf sanfte Art schlank und schön"

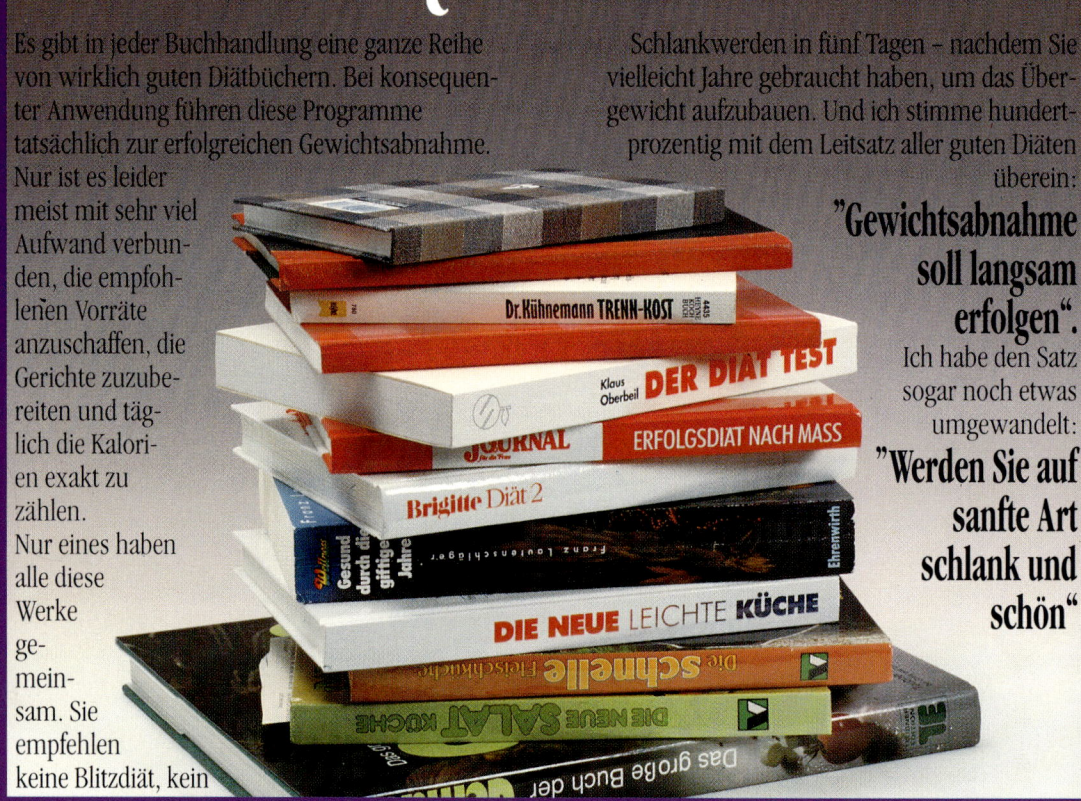

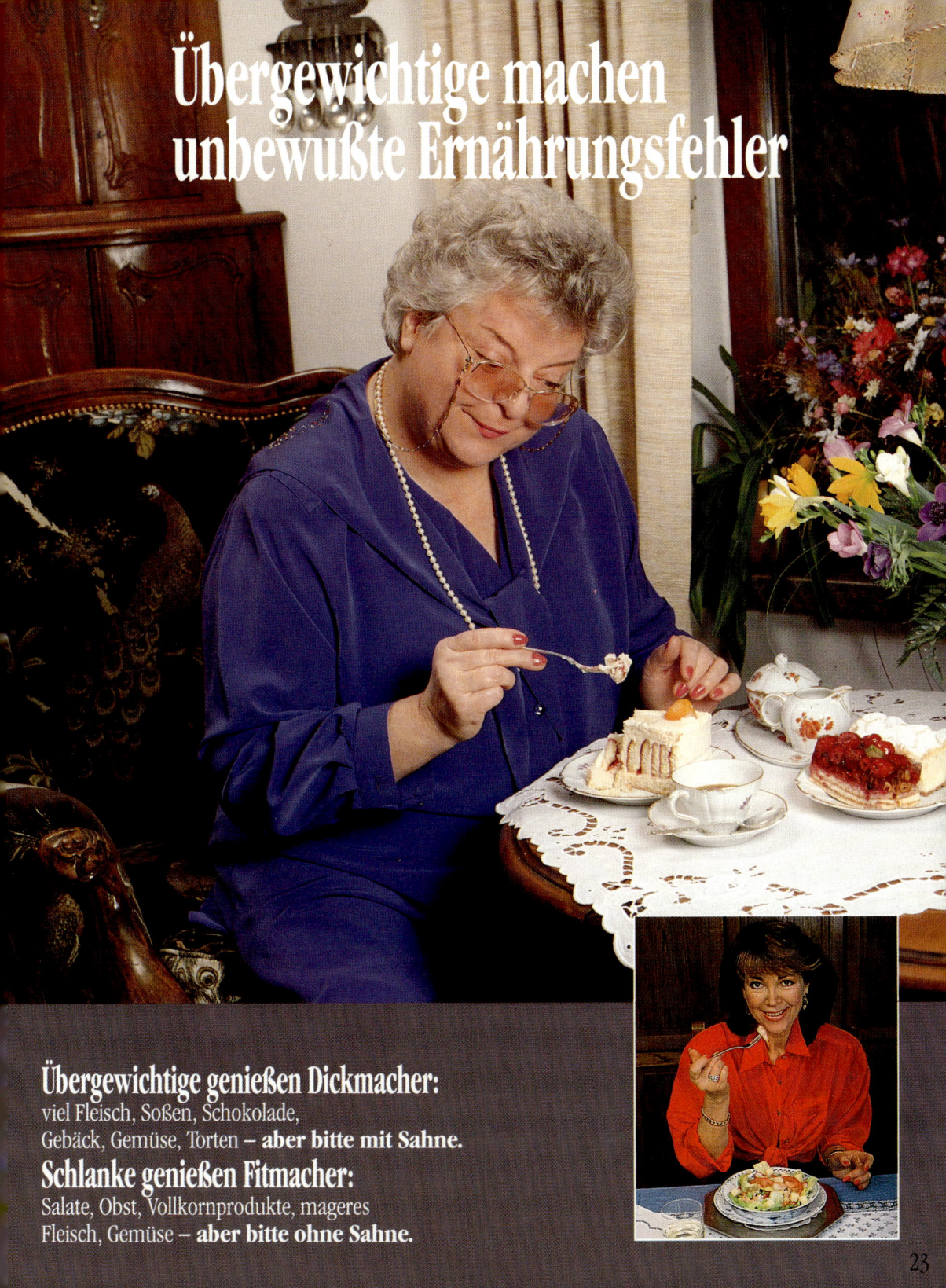

Übergewichtige machen unbewußte Ernährungsfehler

Übergewichtige genießen Dickmacher:
viel Fleisch, Soßen, Schokolade,
Gebäck, Gemüse, Torten – **aber bitte mit Sahne.**

Schlanke genießen Fitmacher:
Salate, Obst, Vollkornprodukte, mageres
Fleisch, Gemüse – **aber bitte ohne Sahne.**

23

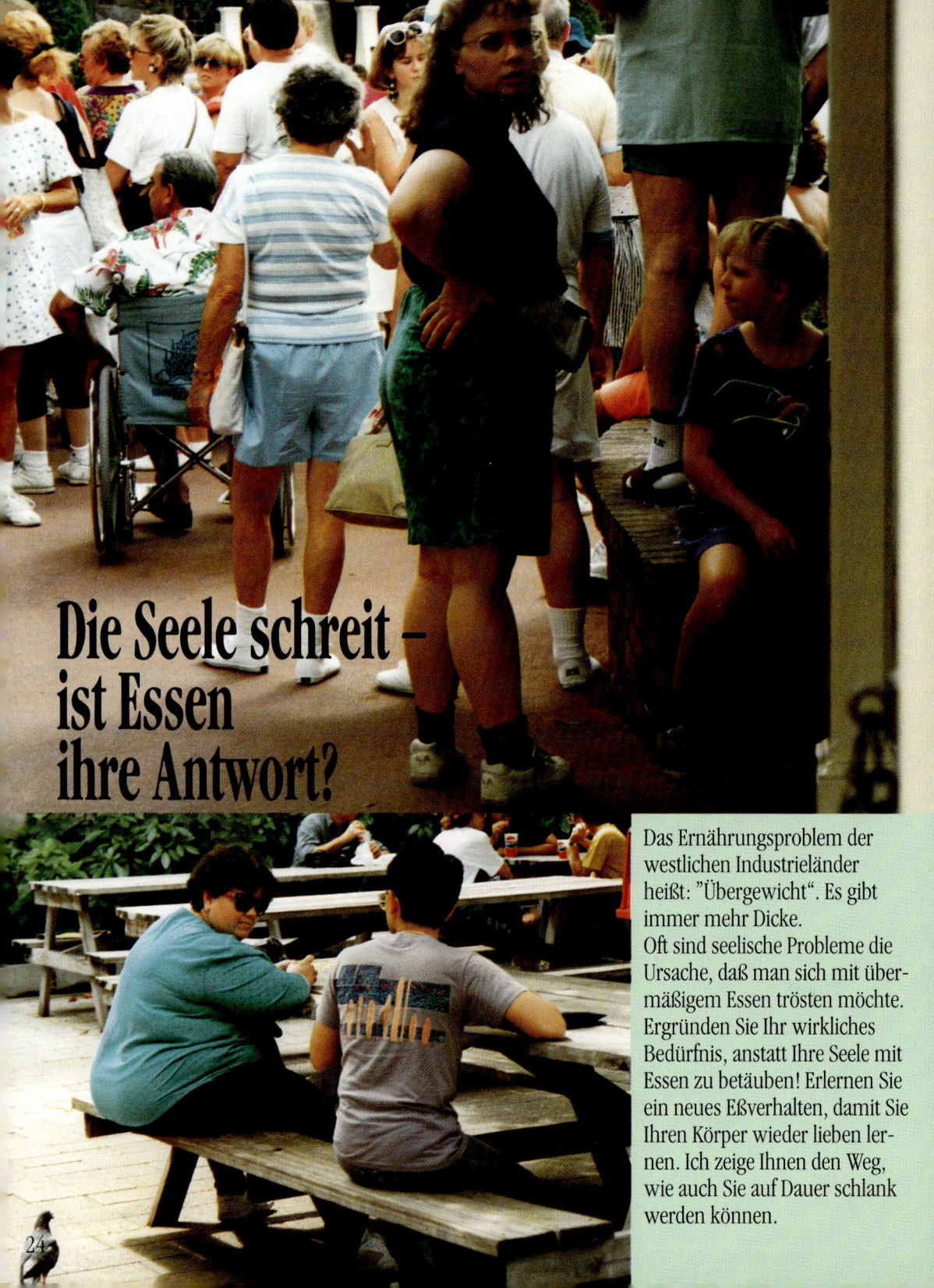

Die Seele schreit – ist Essen ihre Antwort?

Das Ernährungsproblem der westlichen Industrieländer heißt: "Übergewicht". Es gibt immer mehr Dicke.

Oft sind seelische Probleme die Ursache, daß man sich mit übermäßigem Essen trösten möchte. Ergründen Sie Ihr wirkliches Bedürfnis, anstatt Ihre Seele mit Essen zu betäuben! Erlernen Sie ein neues Eßverhalten, damit Sie Ihren Körper wieder lieben lernen. Ich zeige Ihnen den Weg, wie auch Sie auf Dauer schlank werden können.

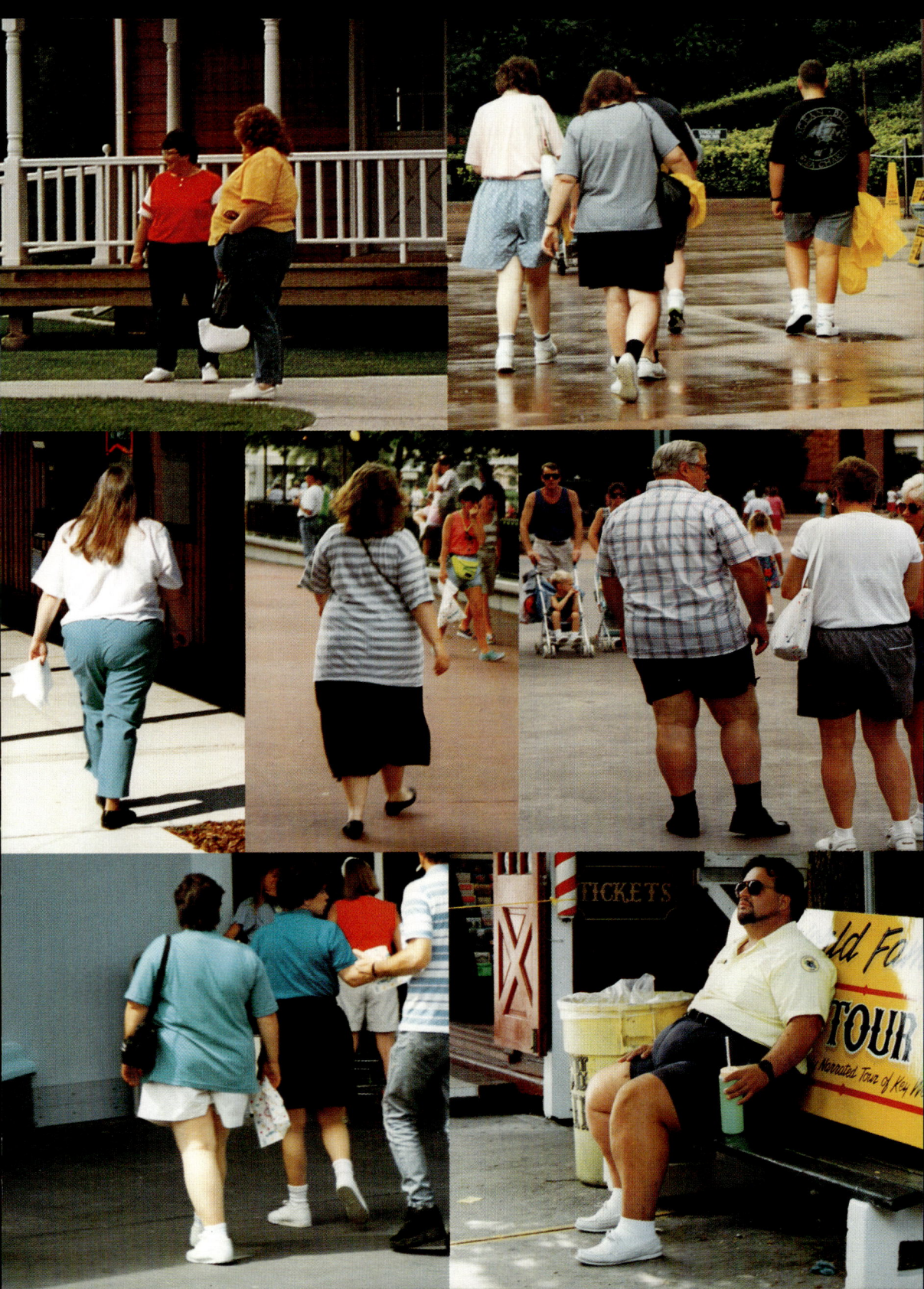

Proteine, Kohlenhydrate, Faserstoffe

Proteine:

Unser Körper braucht pro Kilogramm Körpergewicht täglich etwa 0,8 Gramm Proteine (Eiweiß).

Es gibt zwei Proteinquellen: das tierische Eiweiß aus Fisch, Fleisch, Käse, Eiern oder Milch. Und das pflanzliche Eiweiß, etwa aus Sojabohnen, Nüssen, Kartoffeln oder Hülsenfrüchten. Ohne Eiweiß könnten keine Enzyme aufgebaut werden. Enzyme sind jedoch außerordentlich wichtig für lebenserhaltende Prozesse im Organismus.

Wenn Sie während des Abnehmens zu wenig Eiweiß zu sich nehmen, geraten Sie unweigerlich in eine Mangelsituation.

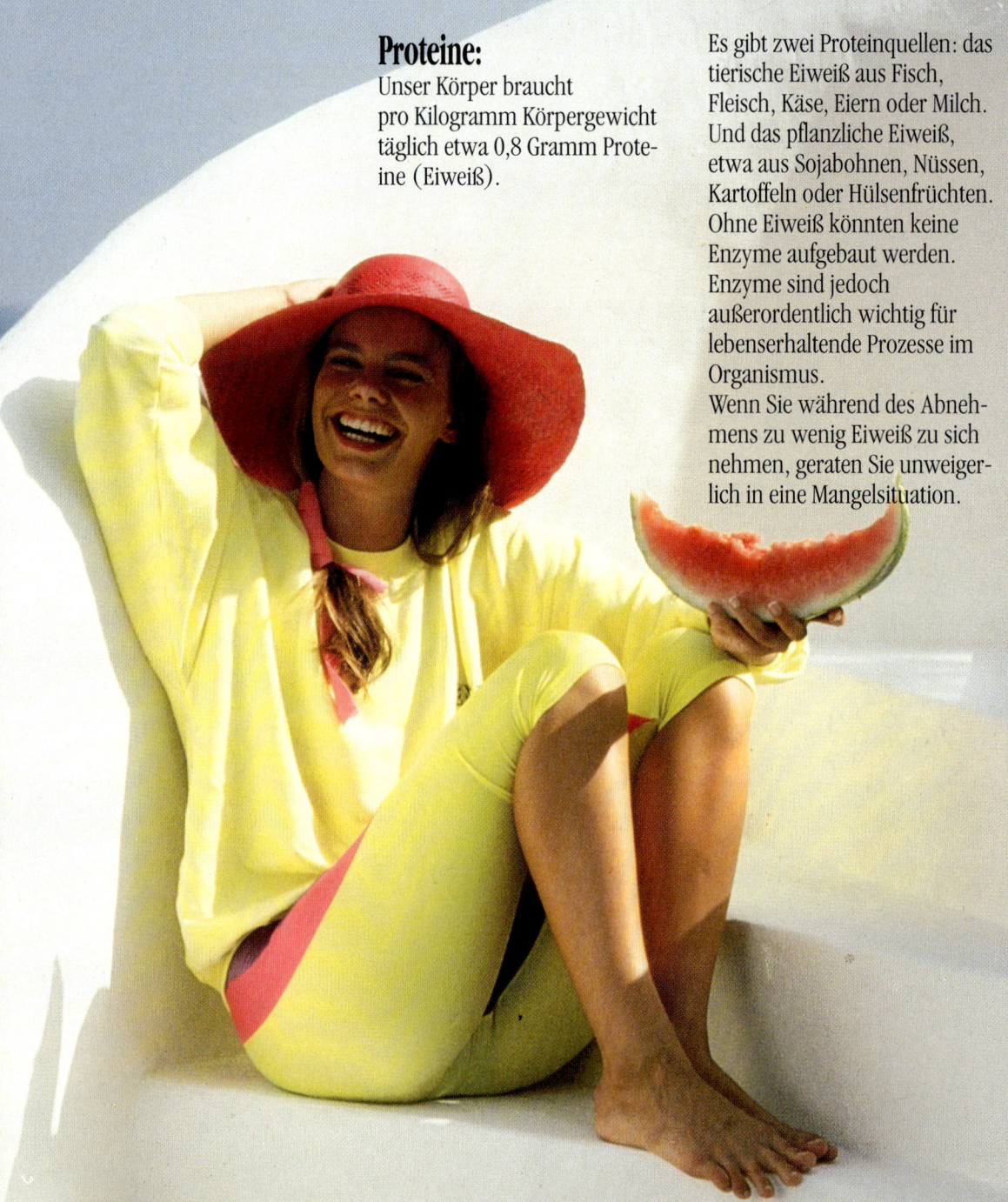

Faserstoffe:

Sie werden auch Ballaststoffe genannt. Dieser Begriff wird kaum noch verwendet, da er sie als eher nutzlos abstempelt. Die Bedeutung der Faserstoffe für die Gesunderhaltung des Darms und den Abtransport von Giften (Abbau von Gallensäure) aus dem Körper ist erst in jüngster Zeit richtig bekannt geworden. Faserstoffe sind besonders reichlich in allen Gemüsen, Getreideprodukten, Salaten und Obstsorten enthalten. Sie liefern keine Energie, also auch keine Kalorien. Aber sie können das Hungergefühl nehmen, und sie regulieren die Verdauung.

Kohlenhydrate:

sind Nährstoffe, die hauptsächlich von Pflanzen gebildet werden. Sie kommen in unseren Lebensmitteln vorwiegend in Form von Stärke vor: in Getreide, Reis, Kartoffeln. Kohlenhydrate sind als Zucker in Obst und bestimmten Gemüsen enthalten. Sie werden im Körper zu Glucose abgebaut.

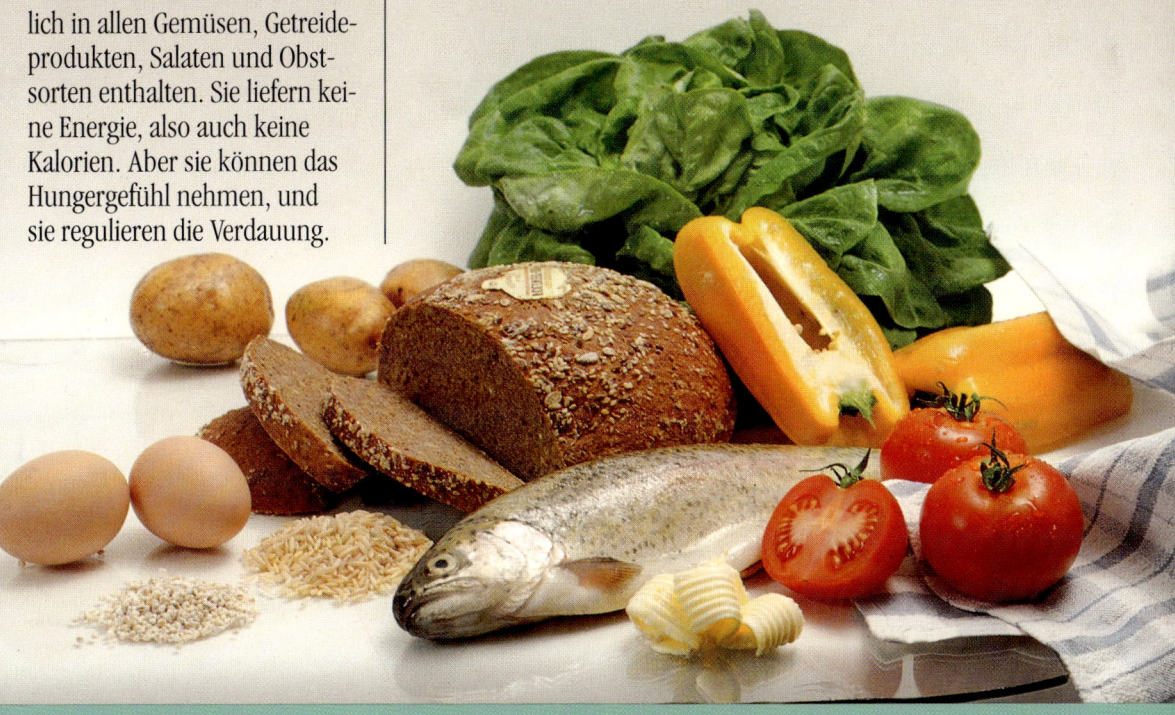

Wie wichtig Fette sind.

Fette sind konzentrierte Energielieferanten. In unserer Nahrung sind sie aus Fettsäuren und Glycerin zusammengesetzt. Wir unterscheiden zwischen tierischen und pflanzlichen Fetten. Der Energiegehalt von Fett ist mehr als doppelt so hoch wie der von Kohlenhydraten und Eiweiß.

Der Anteil der täglich benötigten Nahrung sollte nur 25-30% aus Fett bestehen.

Das bedeutet: nur 30-70 Gramm pro Tag!

Achten Sie daher bitte vor allem auf versteckte Fette.

Sie sind vor allem in Wurstwaren enthalten, auch wenn diese noch so mager aussehen; sie stecken in Fleisch, in Käse und Nüssen.

Und Fette verbergen sich, was vielen Menschen nicht bewußt ist, in vielen Backwaren - angefangen vom Croissant bis zum Berliner oder Krapfen.

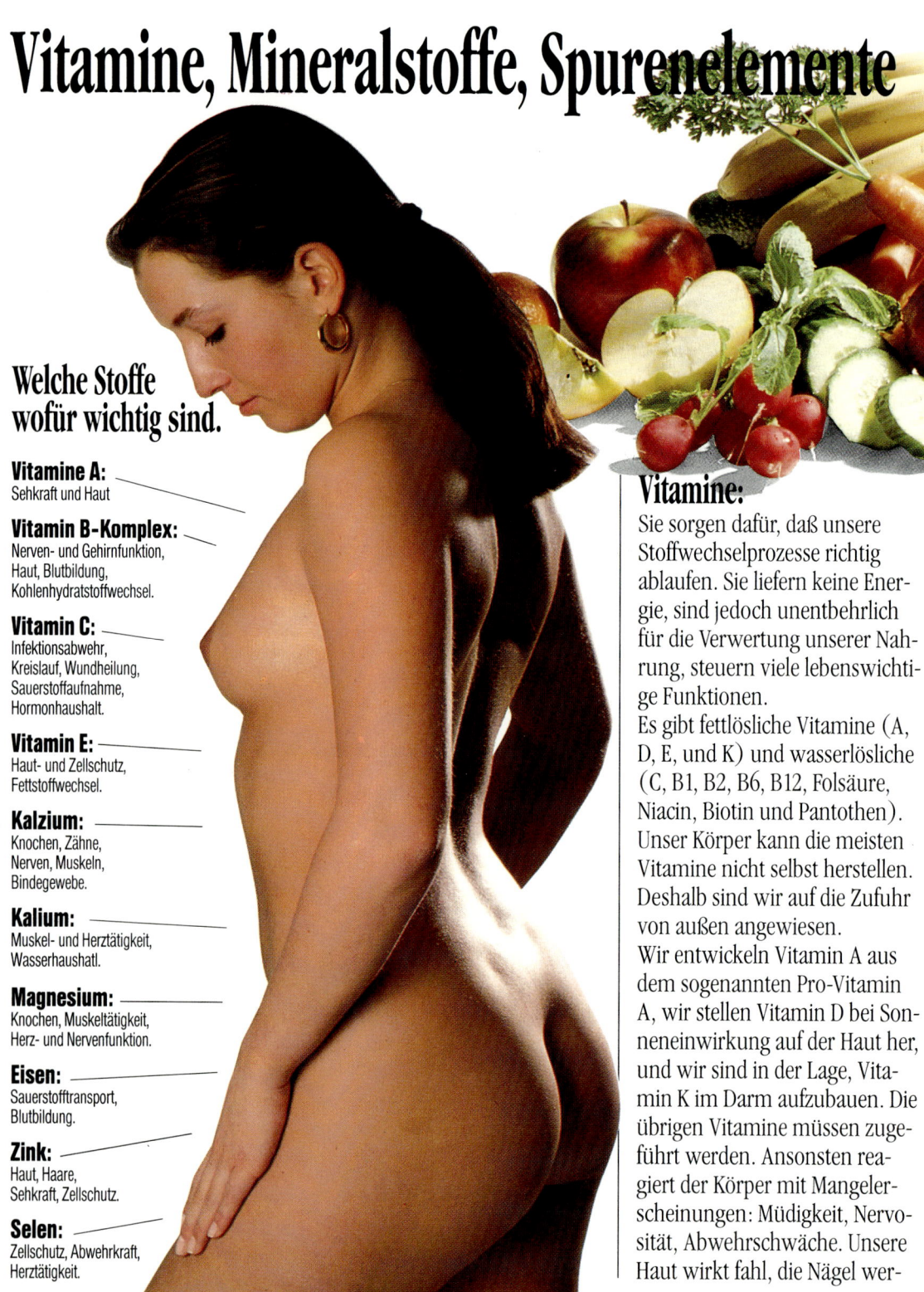

Vitamine, Mineralstoffe, Spurenelemente

Welche Stoffe wofür wichtig sind.

Vitamine A:
Sehkraft und Haut

Vitamin B-Komplex:
Nerven- und Gehirnfunktion,
Haut, Blutbildung,
Kohlenhydratstoffwechsel.

Vitamin C:
Infektionsabwehr,
Kreislauf, Wundheilung,
Sauerstoffaufnahme,
Hormonhaushalt.

Vitamin E:
Haut- und Zellschutz,
Fettstoffwechsel.

Kalzium:
Knochen, Zähne,
Nerven, Muskeln,
Bindegewebe.

Kalium:
Muskel- und Herztätigkeit,
Wasserhaushatl.

Magnesium:
Knochen, Muskeltätigkeit,
Herz- und Nervenfunktion.

Eisen:
Sauerstofftransport,
Blutbildung.

Zink:
Haut, Haare,
Sehkraft, Zellschutz.

Selen:
Zellschutz, Abwehrkraft,
Herztätigkeit.

Vitamine:

Sie sorgen dafür, daß unsere Stoffwechselprozesse richtig ablaufen. Sie liefern keine Energie, sind jedoch unentbehrlich für die Verwertung unserer Nahrung, steuern viele lebenswichtige Funktionen.
Es gibt fettlösliche Vitamine (A, D, E, und K) und wasserlösliche (C, B1, B2, B6, B12, Folsäure, Niacin, Biotin und Pantothen). Unser Körper kann die meisten Vitamine nicht selbst herstellen. Deshalb sind wir auf die Zufuhr von außen angewiesen.
Wir entwickeln Vitamin A aus dem sogenannten Pro-Vitamin A, wir stellen Vitamin D bei Sonneneinwirkung auf der Haut her, und wir sind in der Lage, Vitamin K im Darm aufzubauen. Die übrigen Vitamine müssen zugeführt werden. Ansonsten reagiert der Körper mit Mangelerscheinungen: Müdigkeit, Nervosität, Abwehrschwäche. Unsere Haut wirkt fahl, die Nägel wer-

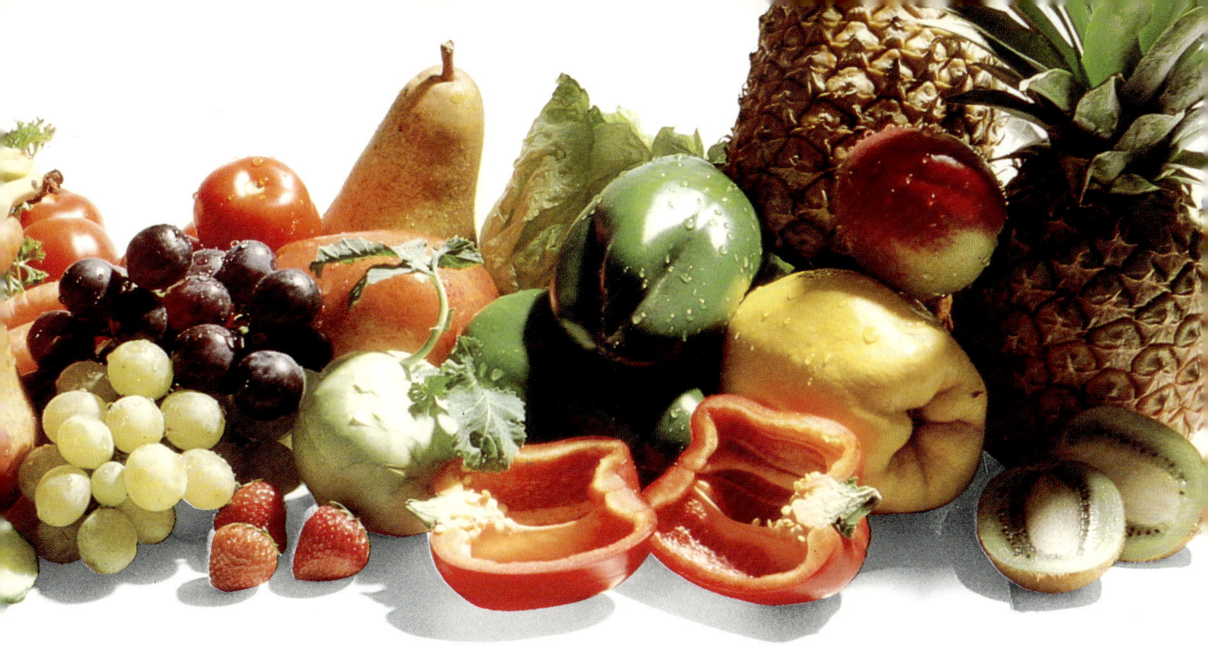

den brüchig, das Haar wird stumpf. Schwere Mangelerscheinungen äußern sich in Osteoporose, Knochenerweichung, psychischen Defekten, grauem Star und Herz-Kreislauf-Erkrankungen.

Vitamine sind lebenswichtig.

Sorgen Sie dafür, daß sie erhalten bleiben.

▶ Verwenden Sie möglichst frisches Obst und Gemüse. Bereits drei Tage nach der Ernte enthält es nur noch die Hälfte der ursprünglichen Vitamine und Enzyme.

▶ Essen Sie Kartoffeln mit der Schale. Sie enthält wichtige Vitalstoffe.

▶ Entfernen Sie bei Wurzelgemüse das Kraut, dann erst zerkleinern.

▶ Obst und Gemüse sollten Sie zuerst waschen, dann zerkleinern.

▶ Denken Sie daran, gelbes Gemüse wie z.B. Karotten immer mit etwas Öl zuzubereiten. Es enthält fettlösliche Vitamine, die vom Körper sonst nicht aufgenommen werden können.

Mineralstoffe:

Sie sind die Bausteine unseres Lebens, regeln die Funktionen unserer Nerven und Muskeln. Vitamine sind sozusagen die Steuerungsimpulse, Mineralstoffe bauen auf.
Sie bilden und stärken Knochen und Zähne.
Sie schützen uns vor Allergien, sie sorgen für die optimale Funktion unserer Muskeln. Zu den wichtigen Mineralstoffen zählt Kalium, Kalzium, Magnesium und Natrium.

Spurenelemente:

Sie sind genauso wichtig wie Mineralstoffe; der Körper braucht sie, wie der Name schon sagt, aber nur in kleinsten Mengen, in Spuren. Sie sorgen für den Transport von Sauerstoff im Blut (Eisen), bauen den Zahnschmelz auf (Fluor), sind wichtig für die Bildung von Schilddrüsenhormon (Jod). Entscheidende Spurenelemente für unseren Körper sind außerdem Kobalt, Chrom, Kupfer, Mangan, Selen und Zink.

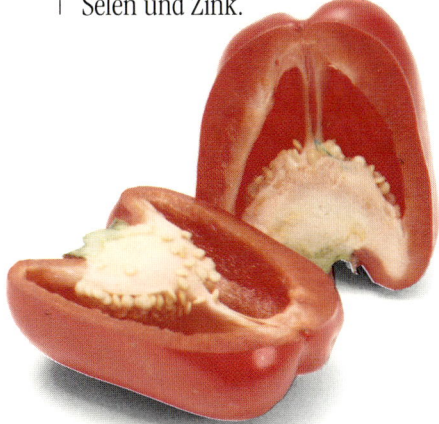

29

Enzyme: Die Wunder des Lebens

Was sind Enzyme?

Enzyme sind die Grundlage allen Lebens. Sie bewirken, daß wir atmen können, daß unser Körper Energie aus der Nahrung aufnimmt und daß wir satt werden. Mit ihrer Hilfe werden gealterte und verbrauchte Zellen erneuert, Umweltgifte und Schadstoffe unschädlich gemacht, Krankheitserreger eliminiert, Wunden geheilt.

Enzyme sind es, die unsere Nahrung in einzelne Nährstoffe zerlegen, damit diese von unserem Organismus aufgenommen werden können.

Es gibt keine Körperfunktion, ob im Gehirn, in den Gelenken, bei der Immunabwehr oder der Regeneration der Zellen - die nicht durch Enzyme beeinflußt wird.

In unserem Organismus bilden sich Tag für Tag Millionen von Enzymen, die mit einer unglaublichen Perfektion biochemische Reaktionen steuern. Dabei wirkt kein Enzym für sich allein sondern stets im Verbund mit anderen.

Unser Körper als Enzymproduzent.

Bei jungen Menschen ist der Haushalt der Enzyme meist noch in Ordnung. In der Regel ist ihr Körper imstande, ausreichende Mengen der benötigten Enzyme selbst herzustellen. Nach dem 30. Lebensjahr läßt diese Fähigkeit aber deutlich nach. Daher fällt es gerade älteren Menschen schwer, abzunehmen. Auch Entzündungen und Infektionen können die körpereigene Enzymproduktion stark beeinträchtigen. Am niedrigsten ist sie bei ernsthaften Erkrankungen. Ein solches Absinken des Enzymspiegels steht übrigens in direktem Verhältnis zur Zunahme der typischen Altersanzeichen.

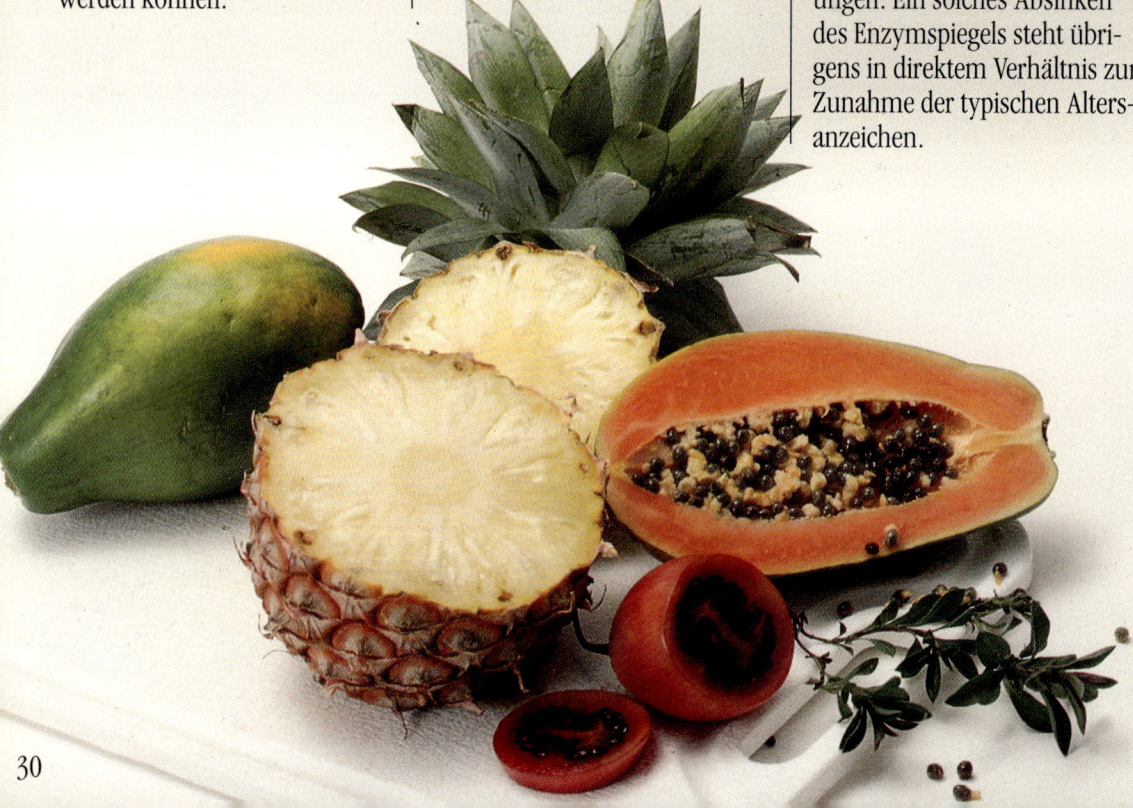

Rohkost: Unser bester Enzymlieferant

Wenn unsere körpereigene Enzymproduktion nachläßt, müssen wir Enzyme von außen zuführen. Das ist theoretisch nicht sonderlich schwierig, in der Praxis aber doch reichlich kompliziert. Enzyme nämlich sind temperaturempfindlich. Sie reagieren sehr sensibel auf Erwärmung: schon ab 40 Grad Celsius werden sie zerstört. Kälte macht ihnen weniger, sie friert sie ein, beim Auftauen werden sie wieder aktiv.

Diese Tatsachen lassen unschwer erkennen, daß es im Alltag immer schwieriger wird, Enzyme mit der Nahrung zuzuführen. Unsere Zivilisationskost wird nämlich größtenteils industriell hergestellt, erhitzt, pasteurisiert, sterilisiert. Mit anderen Worten: sie ist enzymleer.

Wenn Sie sich auf Ihre neue Ernährungsform umstellen, dann sorgen Sie dafür, daß Sie reichlich von jenen Stoffen erhalten, die für Sie so wichtig sind.
Essen Sie möglichst viel naturbelassene Produkte wie Obst, rohes Gemüse, Salate. Dann bekommt Ihr Körper auch, was er dringend braucht: Enzyme, Vitamine, Faserstoffe, Mineralien und Spurenelemente.

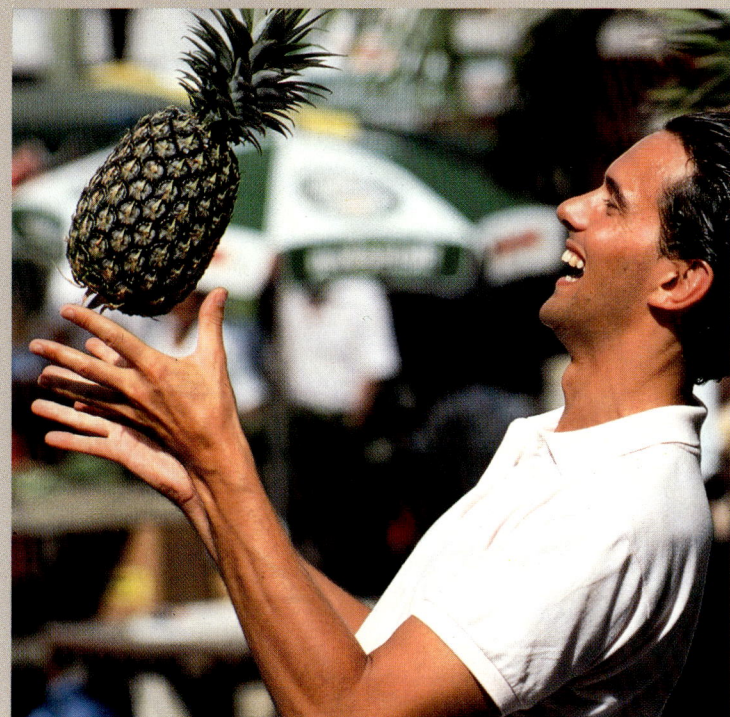

Den Experten ist es längst bekannt: tropische Früchte wie Ananas und Papaya enthalten besonders wichtige Enzyme. Und zwar Enzyme, die mit den menschlichen Verdauungsenzymen fast identisch sind.
Sie wirken genauso wie die körpereigenen.

Bromelain ist ein Enzym aus der Ananas, das Eiweiß spaltet und auch zum Abtransport der im Körper abgebauten Schadstoffe dient.

Papain ist ein Enzym, das in großen Mengen in der Papaya vorkommt. Es kann das 35fache des eigenen Volumens an Fleisch bzw. das 300fache des eigenen Gewichts an Hühnereiweiß aufspalten und dem Körper nutzbar machen.

Wichtig!
Enzyme sind, wie auch die meisten Vitamine, nicht unbegrenzt haltbar. Kaufen Sie deshalb am besten nur dort ein, wo Sie auch sicher sein können, daß Früchte und Gemüse frisch sind.
Rohkost verliert innerhalb von wenigen Tagen etwa die Hälfte bestimmter Vitamine. Ähnlich ist es mit den Enzymen.

Wenn Sie mehr über die erstaunliche Kraft der Enzyme wissen möchten, empfehle ich Ihnen die Informations-Broschüre:
"Enzyme - Ursprung des Lebens."
Sie erhalten sie kostenlos von der TRI-S-ZYM Pharma- & Diät-Beratungs GmbH, 8139 Bernried am Starnberger See.

2. Teil-Motivation: Die wichtigste Voraussetzung.
Wollen Sie wirklich schlank werden? Dann schaffen Sie es auch!

Spüren Sie, wie Ihr Wille zum Abnehmen immer stärker wird? Sie sind bereits auf dem besten Weg zu Ihrer Traumfigur. Am besten stürzen Sie sich ins Diätvergnügen und beschließen:

"Ich will schlank werden, und ich schaffe es auch." Sagen Sie sich diesen Satz am besten mehrmals am Tag. Denn eines ist gewiß: nur Ihr fester Entschluß und Ihr eiserner Wille bringen Sie ans Ziel.

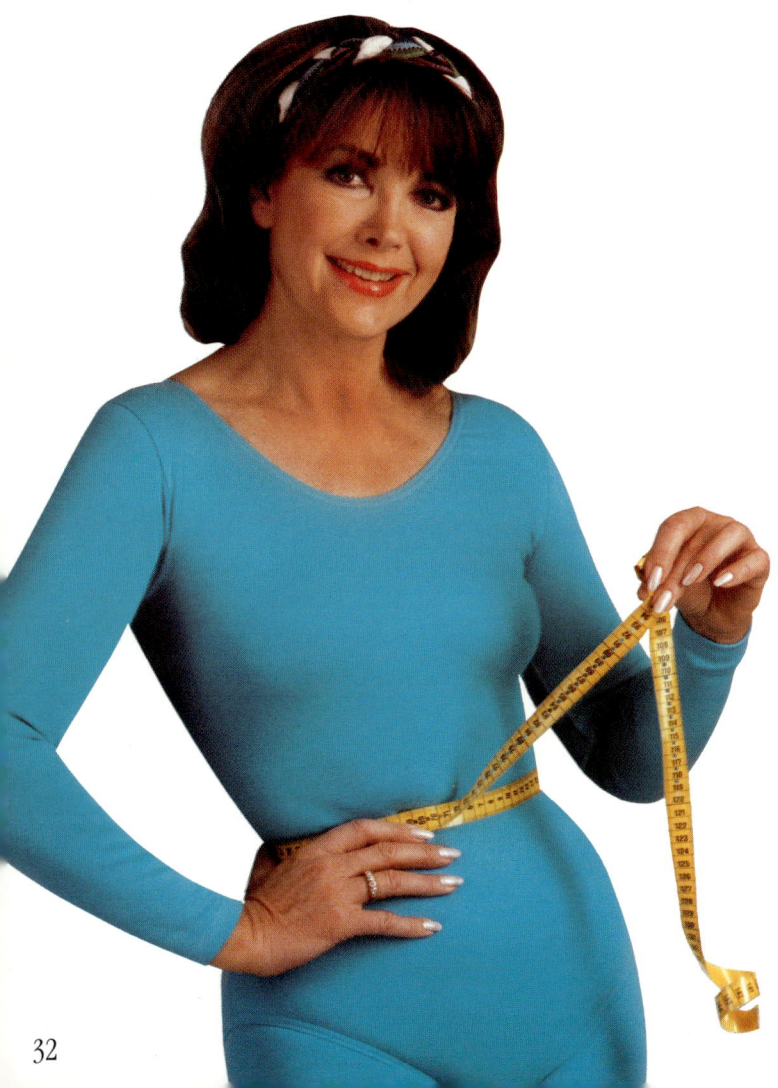

Ganz egal, ob Sie jetzt zwei, vier, zehn oder mehr Kilo zuviel auf die Waage bringen - mein Schlankheitsprogramm funktioniert ganz bestimmt. Die Dauer richtet sich ganz nach Ihrem persönlichen Bedarf. Nach der Zahl der Pfunde, die Sie loswerden wollen. Sie können wählen zwischen einer vierzehntägigen, einer dreiwöchigen und einer vierwöchigen Diät. In dieser Zeit werden Sie mit meiner Hilfe ein völlig neues Ernährungsbewußtsein entwickeln.

Sie lächeln bei dem Begriff: "Diätvergnügen"? Sie werden sehen. Bei meiner Enzym-Diät kann kaum Hunger aufkommen. Über den Tag verteilt gibt es fünf Mahlzeiten, die auch Ungeübte leicht zubereiten können. Die Rezepte für alle Gerichte sind jeweils für eine Person berechnet. Deshalb müssen Sie aber nicht unbedingt für die übrige Familie etwas ganz anderes auf den Tisch bringen. Die Enzym-Diät ist schmackhaft, jedermann kann mitmachen. Und sie ist schon deshalb für die ganze Familie empfehlenswert, weil sie ein Optimum an Vitaminen, Mineralstoffen und Enzymen garantiert.

Machen Sie mit. Denn so bleiben Sie fit und leistungsfähig.

7 Punkte für Ihr Erfolgsprogramm

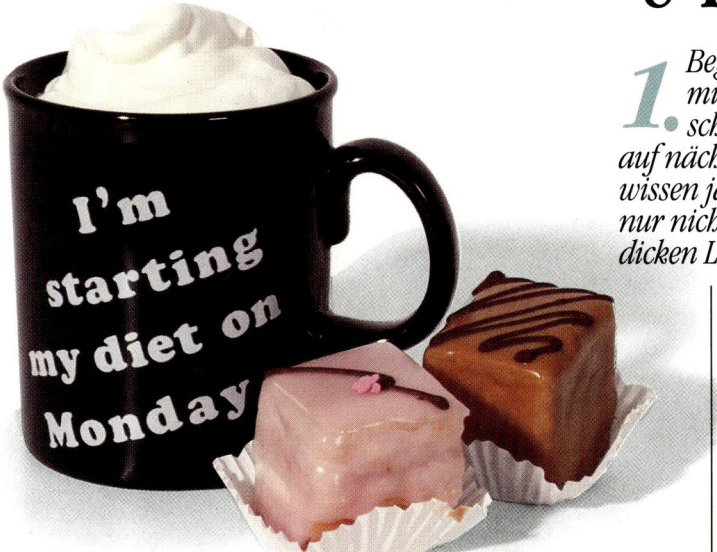

1. Beginnen Sie sofort mit Ihrer Diät. Verschieben Sie sie nicht auf nächsten Montag. Sie wissen ja: Morgen, morgen, nur nicht heute – sagen alle dicken Leute!

2. Betrachten Sie sich nackt in einem grossen Spiegel. Stellen Sie sich dabei Ihre Wunschfigur vor und freuen Sie sich darauf.

6. Übertreiben Sie es nicht mit dem Wiegen. Am besten wiegen Sie sich nur einmal pro Woche. Und das morgens, nüchtern und nackt.

7. Lernen Sie ”Nein“ zu sagen zu Dickmachern.

3. Lassen Sie sich nicht irritieren von Freunden oder Kollegen, die über Ihre Schlankheitskur lächeln. Oder die sich einen Spaß daraus machen, Sie zu kleinen Sünden zu verführen. Lassen Sie sich durch nichts und durch niemanden von Ihrem Entschluß abbringen.

5. Bedenken Sie: Alkohol paßt nicht gut in die Diät, weil er viele Kalorien hat und Hunger macht. Rauchen macht nicht schlank sondern überschwemmt Ihren Körper mit Schadstoffen, die an Ihrem Enzymhaushalt zehren.

4. Machen Sie sich eine Gewichtstabelle, die Sie zum Beispiel im Badezimmer aufhägen (siehe Skizze). Tragen Sie eine Linie ein von Ihrem Ausgangsgewicht und Ihrem Wunschgewicht. Zeichnen Sie jede Woche ein, wieviel Sie tat-sächlich wiegen. So haben Sie vor Augen, wie es mit Ihrem Übergewicht bergab geht und wie ihr Wohlbefinden steigt.

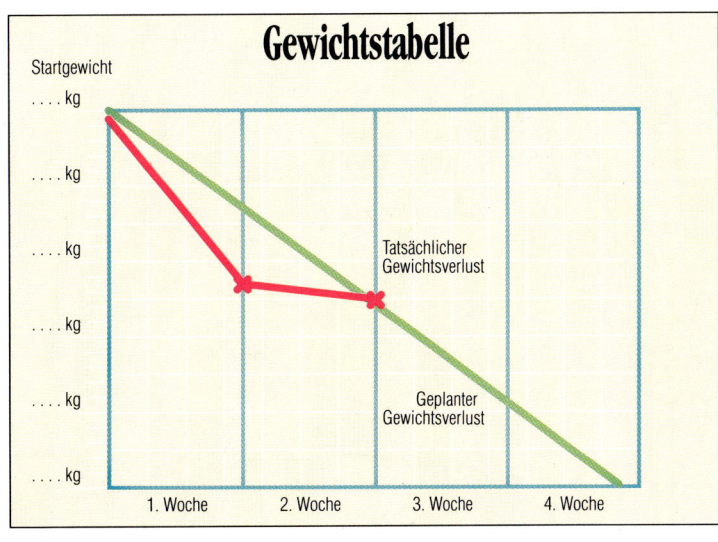

Gewichtstabelle

Startgewicht

. . . . kg

. . . . kg

. . . . kg

. . . . kg

. . . . kg

. . . . kg

Tatsächlicher Gewichtsverlust

Geplanter Gewichtsverlust

1. Woche   2. Woche   3. Woche   4. Woche

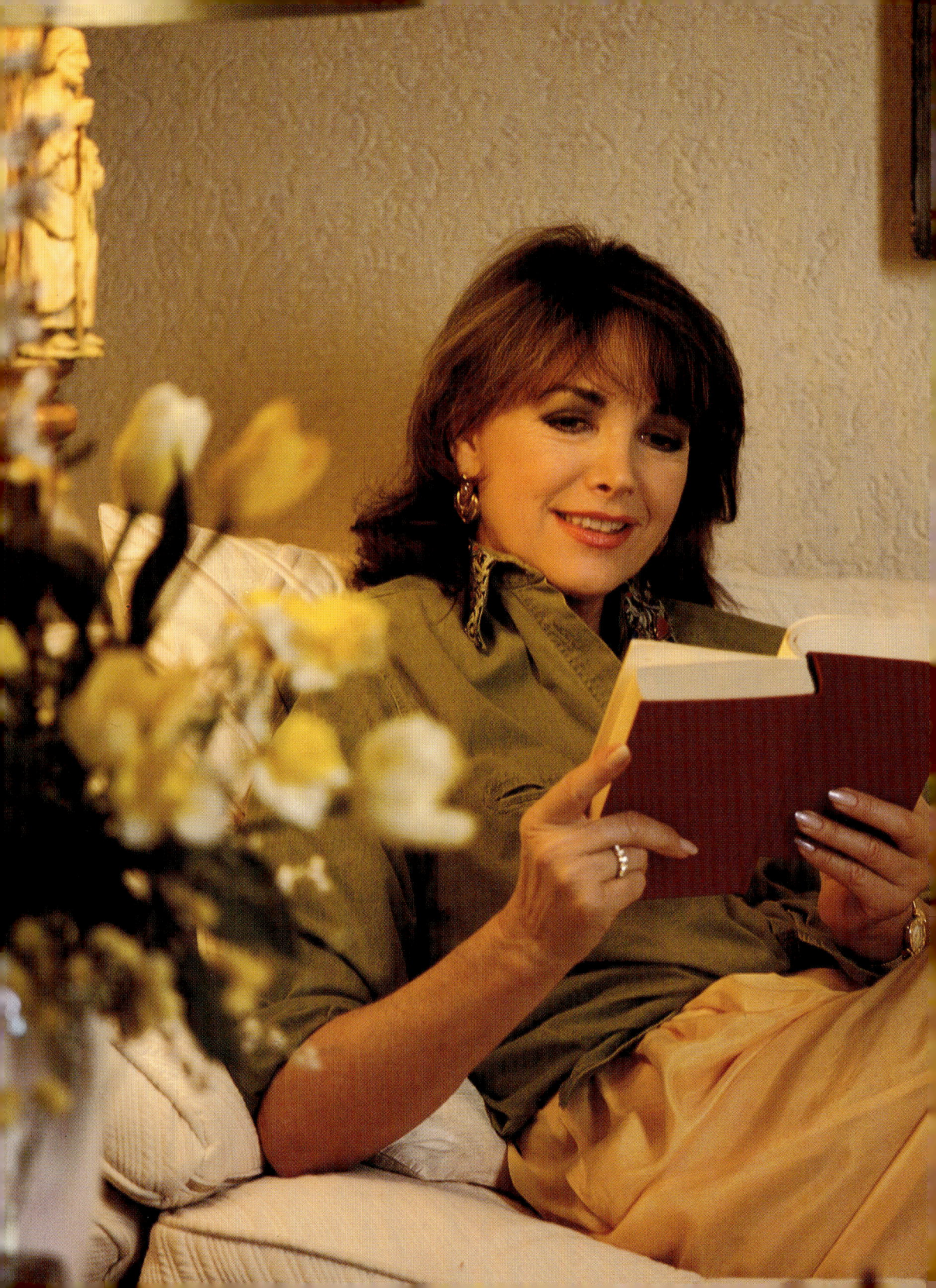

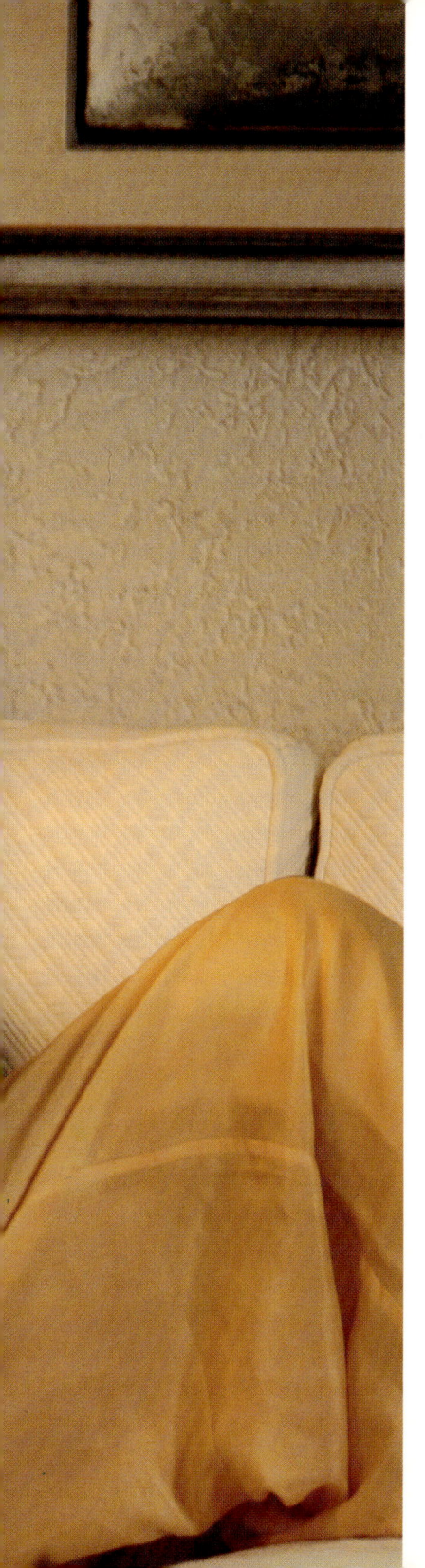

Abnehmen und sich wohlfühlen.

Gewinnen Sie Vertrauen zu sich selbst. Lassen Sie das "dicke Bewußtsein" aus Ihrem Leben verschwinden. Abnehmen ist keine Selbstverständlichkeit, sondern eine Aufgabe, für die man einen festen Willen und Ausdauer braucht. Sie werden sehen, Sie schaffen es!

Denn endlich tun Sie etwas nur für sich selbst. Sie machen Fortschritte. Sie dürfen sich etwas gönnen. Tun Sie Dinge, die Ihnen Spaß machen. Gehen Sie mal wieder spazieren. Gönnen Sie sich Mußestunden. Lesen Sie ein gutes Buch. Finden Sie zu sich. Dann werden Sie auch erleben, wie Schlankwerden zum Vergnügen wird.

Diät heißt: Bewußtes Essen

Grundsätzlich kann jeder, der unter Übergewicht leidet, meine Enzym-Diät befolgen. Sollten Sie zu dem Personenkreis gehören, der viel Gewicht abnehmen möchte, empfehle ich Ihnen, vor Beginn der Diät Ihren Arzt aufzusuchen. Denn Übergewicht kann - in seltenen Fällen zwar - auch das Symptom einer Krankheit sein. Es gibt Stoffwechselerkrankungen und Hormonstörungen, die mit Überernährung oder Bewegungsmangel nichts zu tun haben. In diesem Fall kann Ihnen der Facharzt am besten raten.

3. Teil Meine Enzym-Diät

Der Start ins Schlanksein.

Erste Woche

Schlemmen Sie mit Früchten!

Egal, an welchem Tag Sie mit der Diät beginnen: Der erste Tag ist Obsttag! Obst entschlackt den Körper. Sie haben die Wahl zwischen Ananas, Kiwi, Erdbeeren, Feigen, Papaya, Tamarillos, Himbeeren, Sharon-Frucht und Trauben. Diese Früchte enthalten besonders viele Vitamine, Mineralien und Enzyme.
Sie dürfen fünfmal täglich soviel davon essen wie Sie wollen: aber nur Obst!

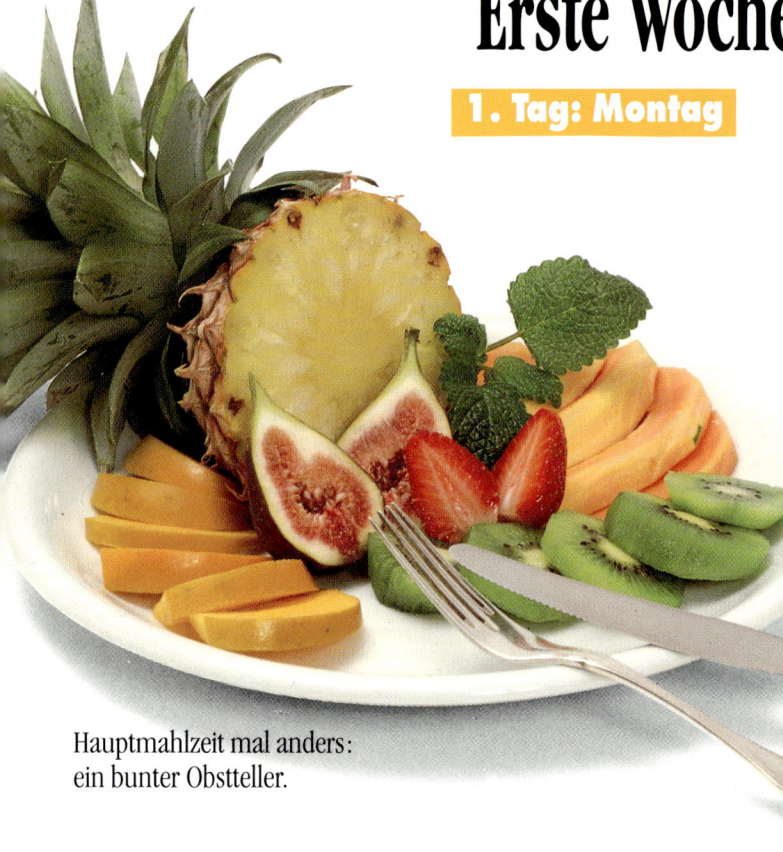

Hauptmahlzeit mal anders:
ein bunter Obstteller.

36

Mit meiner Enzym-Diät geben Sie Ihrem Körper wichtige Nährstoffe, die er besonders während des Abnehmens dringend benötigt. Obwohl Sie täglich nur 700 bis 800 Kalorien zu sich nehmen, brauchen Sie nicht zu hungern. Und Sie werden feststellen, daß ein Kilo nach dem anderen schwindet. Sie fühlen sich immer wohler. Röcke oder Hosen kneifen nicht mehr. Ihre Bewegungen werden anmutiger. Ihr Selbstbewußtsein wächst.

Falls Sie mehr als acht Kilogramm abnehmen möchten, können Sie - je nach Bedarf - die einzelnen Diätwochen mehrfach durchführen.
Beispiel: 1. Woche 1mal
2. Woche 2mal
3. Woche 3mal
4. Woche 2mal

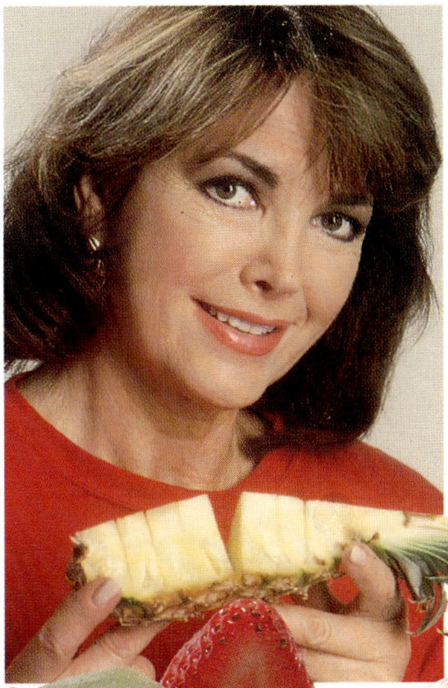

Mein persönlicher Tip:

Ermuntern Sie Kolleginnen oder Kollegen, Ihren Freund oder Ihre Familie, mitzumachen. Einigkeit macht stark, auch in der neuen Eßdisziplin. Außerdem führen Sie Familie und Freunde behutsam hin zu einem neuen, gesünderen Ernährungsbewußtsein, mit dem Sie alle schlank und aktiv bleiben.

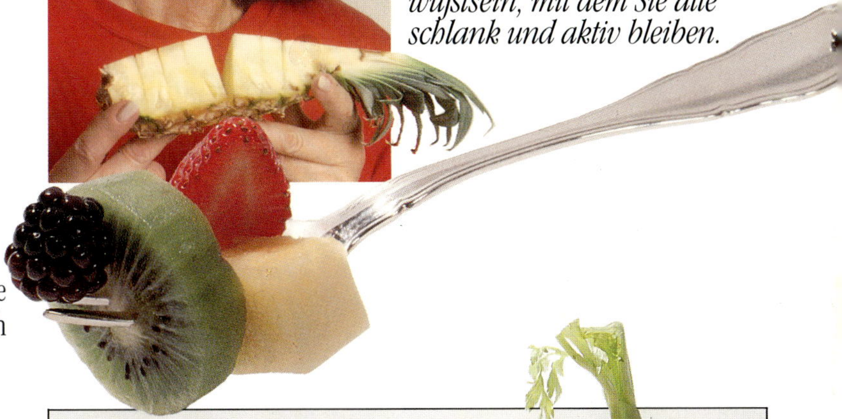

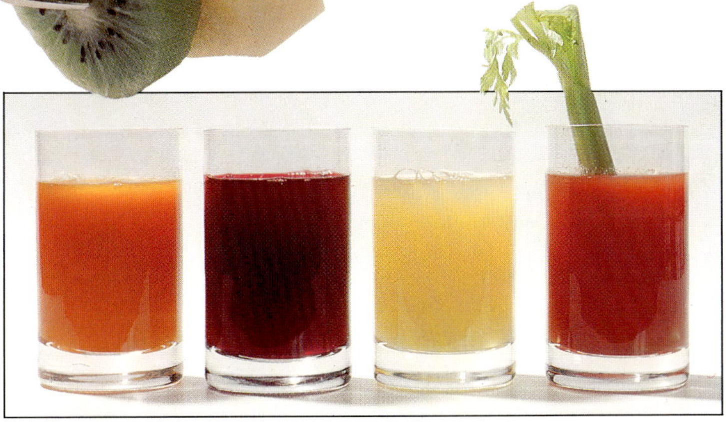

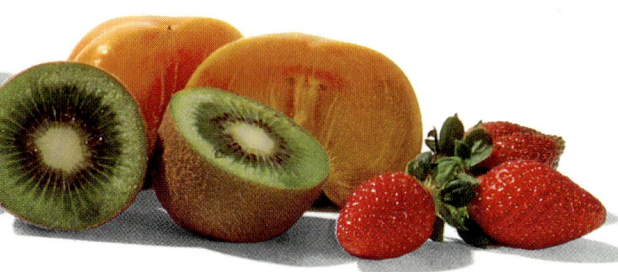

Für zwischendurch: 1 Glas Gemüsesaft, z.B. Karotten-, Rote Beete-, Sauerkraut-, Tomatensaft. Trinken Sie außerdem Kräutertee oder Mineralwasser - mindestens zwei Liter, über den Tag verteilt.

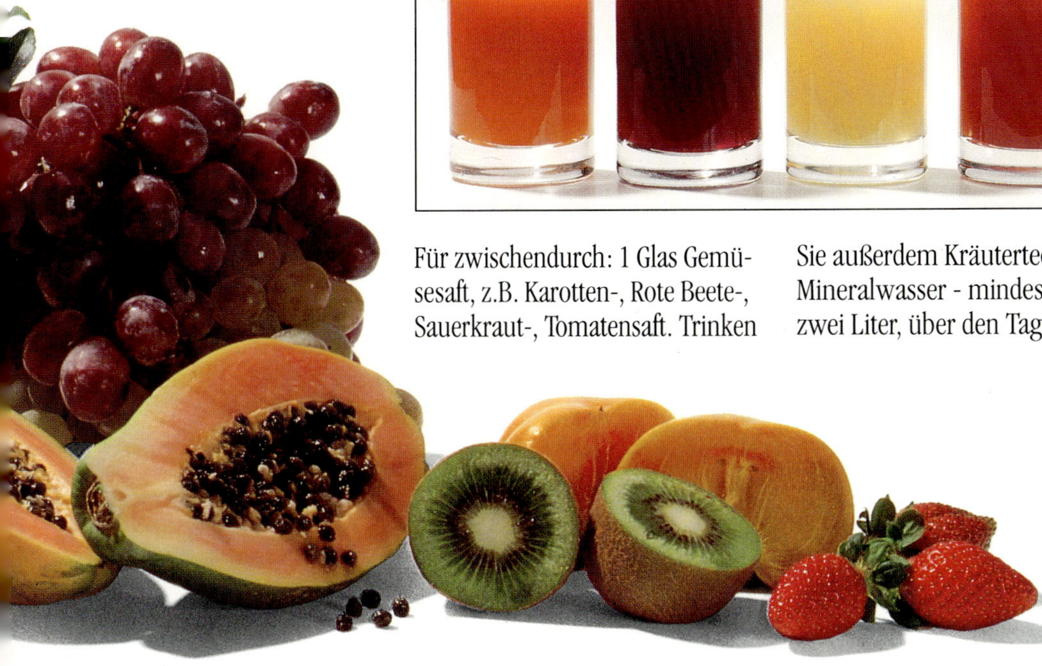

TRI-S-ZYM Creme-Shake
Die Crème de la Crème zum Abnehmen.

Meine Enzym-Diät basiert auf den neuen Erkenntnissen, daß dem Körper bei reduzierter Nahrungsaufnahme wichtige Nährstoffe, Vitamine und Enzyme zugeführt werden müssen.

Heute ist TRI-S-Zym-Tag.

Ernähren Sie sich heute ausschließlich davon. Beginnen Sie mit Ihrer Lieblingssorte als Shake.

Gesundes Abnehmen mit Genuß.

TRI-S-ZYM Creme-Shake bildet die Grundlage für meine Diät. Er enthält wichtige Nährstoffe, die Sie speziell beim Abnehmen brauchen. Müdigkeit, schlechte Laune und Mangelzustände haben keine Chance – Sie fühlen sich wohl.

TRI-S-ZYM Creme-Shake entspricht § 14a der Diätverordnung:

Sie können sich über einen längeren Zeitraum ausschließlich davon ernähren, ohne daß Gesundheit und Leistungsfähigkeit beeinträchtigt werden. TRI-S-ZYM Creme-Shake ist zum Alleinverzehr als Tagesration bestimmt. Das heißt, fünf Creme-Shakes auf fünf Mahlzeiten verteilt. So bleibt Ihr Blutzuckerspiegel konstant, Sie fühlen sich gesättigt und zufrieden.

Die Zubereitung.

ist kinderleicht: mit kaltem Wasser anrühren, Cremespeise mit 150 ml, Shake mit 300 ml, fertig!

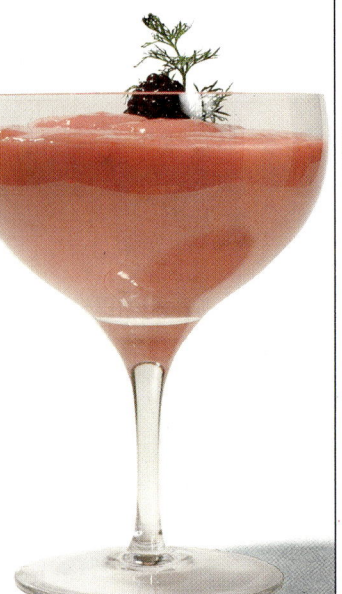

Serviervorschlag
Waldbeere

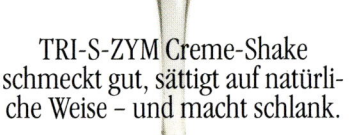

TRI-S-ZYM Creme-Shake schmeckt gut, sättigt auf natürliche Weise – und macht schlank.

Serviervorschlag
Vanille

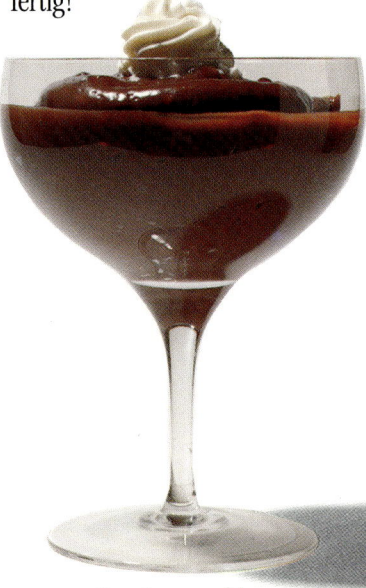

Serviervorschlag
Schokolade

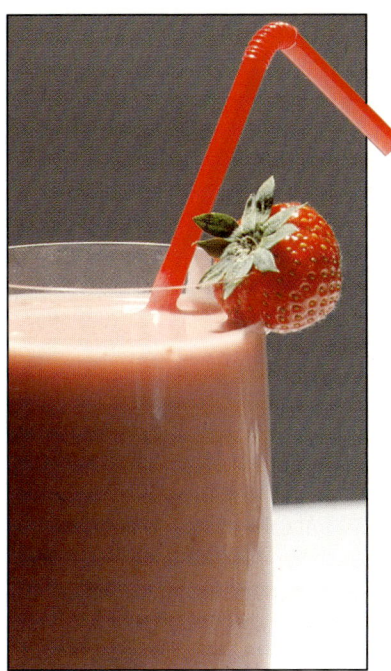

TRI-S-ZYM Creme-Shake gibt es in vier Geschmacksvarianten.

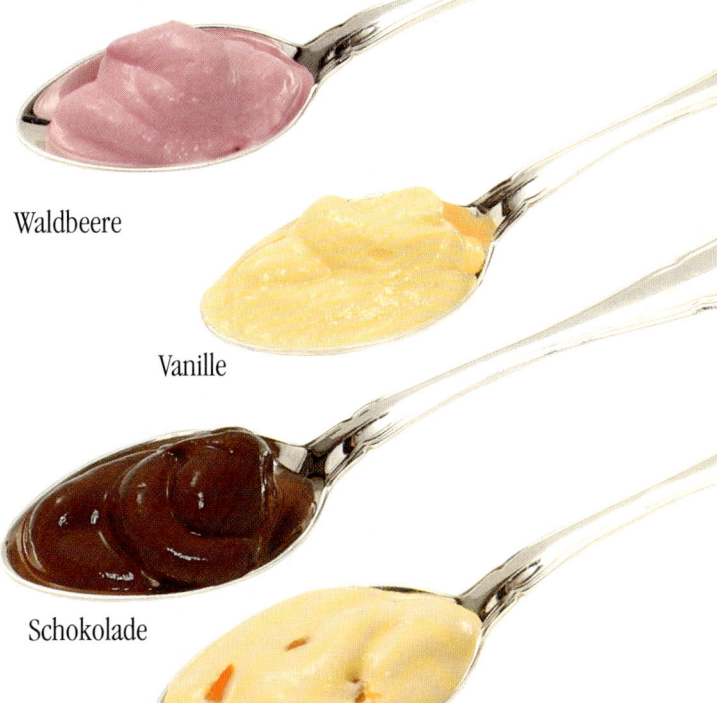

Waldbeere

Vanille

Schokolade

Apfel mit Fruchtstückchen

Prost Schlankheit.
TRI-S-ZYM Creme-Shake
als köstlicher Schlank-Drink.

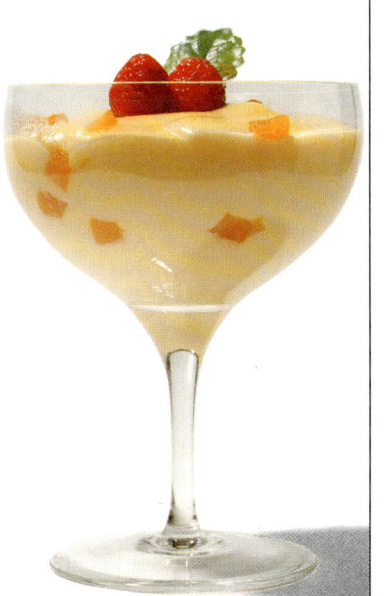

Serviervorschlag
Apfel mit Fruchtstückchen

**TRI-S-ZYM Creme-Shake
erhalten Sie in der Apotheke.**

Mein persönlicher Tip:
*Rühren Sie Ihre Cremespeise
oder den Shake mit einem
kleinen Schneebesen an. So
wird er besonders cremig.
Wichtig:
Trinken Sie täglich 2-3 Liter
Mineralwasser oder
Kräutertee. Nur so kann Ihr
Körper Schadstoffe aus-
schwemmen.*

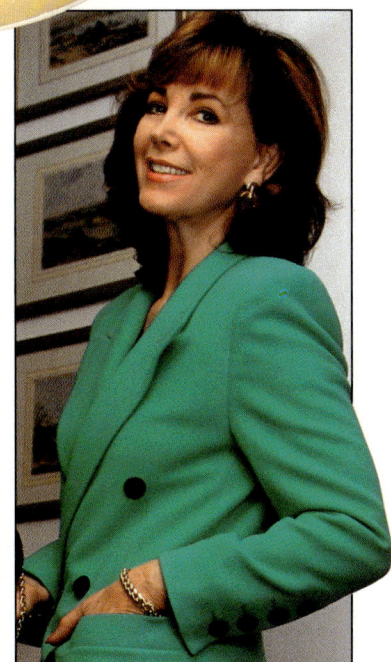

TRI-S-ZYM-Tag.

Serviervorschlag
TRI-S-ZYM Creme
Apfel mit Frucht-
stückchen.

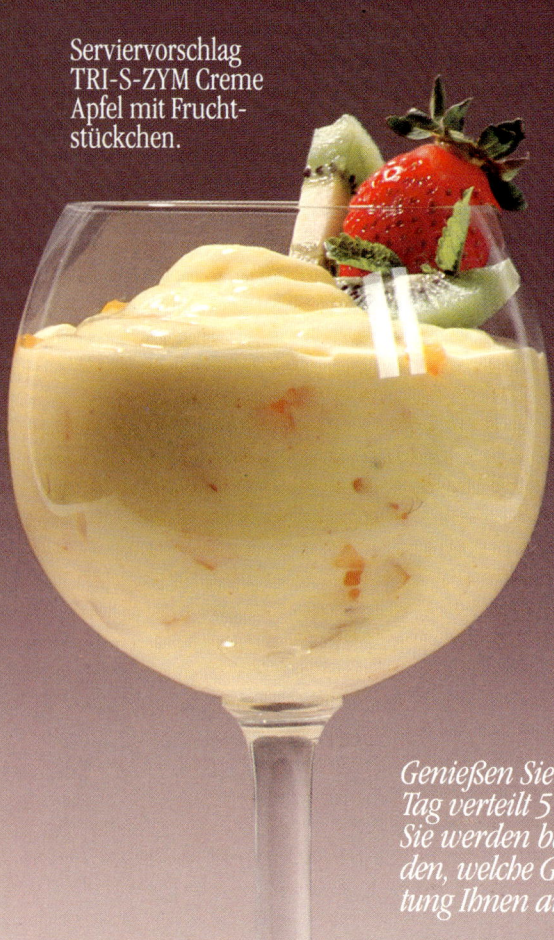

Genießen Sie über den Tag verteilt 5 Portionen. Sie werden bald herausfinden, welche Geschmacksrichtung Ihnen am liebsten ist.

Wenn Sie wollen, können Sie Ihre Creme oder den Shake auch mit warmem Wasser zubereiten. Bitte achten Sie aber unbedingt darauf, daß das Wasser nur mäßig warm ist, denn Enzyme sind extrem hitzeempfindlich.
Sie werden schon ab 40° zerstört.

Ganz bestimmt haben Sie nach dem zweiten Diättag schon ganz schön abgenommen. Mit jedem Tag der Enzym-Diät kommen Sie Ihrem Ziel zur schlanken Linie ein Stück näher. Wiegen sollten Sie sich allerdings erst nach der ersten Woche.

Sie können auch feststellen, daß Ihr Schlafbedürfnis nachläßt. Ihr Körper gewöhnt sich langsam an die neue Lebensweise. Leber, Niere, Galle, Bauchspeicheldrüse arbeiten intensiver. Der ganze Organismus wird besser durchblutet, Ihr Geist wird wacher und die Tiefschlafphase von 3 bis 4 Stunden reduziert sich auf 2 Stunden.

Essen Sie langsam. Bedenken Sie, daß das Gehirn etwa 15 Minuten braucht, um die Sättigung zu registrieren.

Trinken Sie zu den Creme-Shakes jeweils 2 Tassen ungesüßten Tee oder Kaffee. Ein sanfter Kräutertee fördert die Darmmotilität. Wenn Sie berufstätig sind, denken Sie daran, daß Sie sich 3 Beutel TRI-S-ZYM Creme-Shake an Ihren Arbeitsplatz mitnehmen. Bereiten Sie sich Ihre Cremespeise oder den Shake möglichst immer frisch zu und servieren Sie Ihre Mahlzeit appetitlich garniert.

Und: verschaffen Sie sich mehr Bewegung!
Körperliche Aktivität erleichtert das Abnehmen.

TRI-S-ZYM Shakes

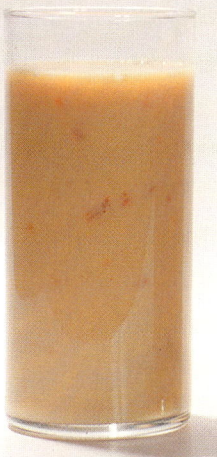
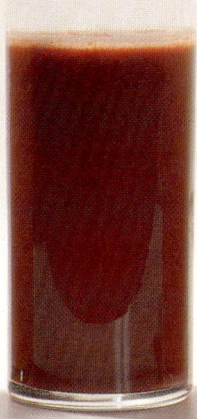
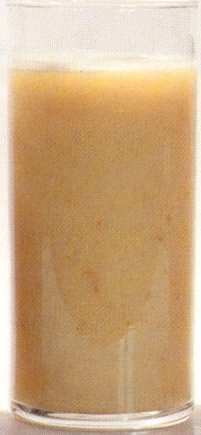
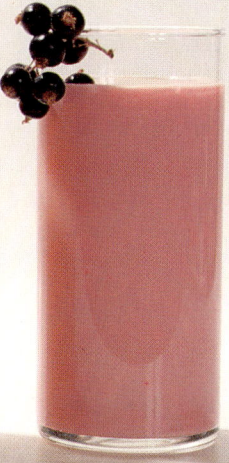

Apfel mit Fruchtstückchen   Schokolade   Vanille   Waldbeere

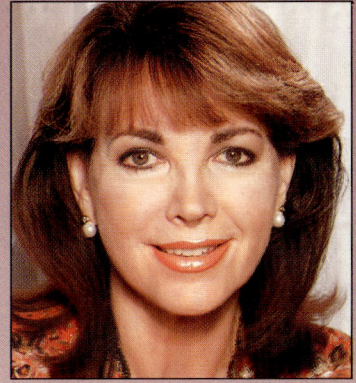

Mein persönlicher Tip:

Übergewichtige haben meist einen ausgedehnten Magen, der erst gefüllt sein will. Im Laufe der Enzym-Diät bildet er sich ganz allmählich zurück.

Damit Sie sich vom ersten Tag Ihrer Diät an rundherum gesättigt fühlen, empfehle ich Ihnen, Ihre Cremespeisen mit kalorienarmen Ballaststoffen anzureichern.

Rühren Sie zwei Eßlöffel Weizenkleie oder Leinsamenschrot ein und fügen Sie etwas Wasser hinzu, damit Ihre Creme sämig bleibt.

Kochen Sie eine größere Portion Reis, den Sie im Kühlschrank aufbewahren. Geben Sie zwei Eßlöffel davon in Ihre Creme.

Mischen Sie zwei Eßlöffel Magerquark in Ihre Cremespeise. Das füllt und rundet den Geschmack ab.

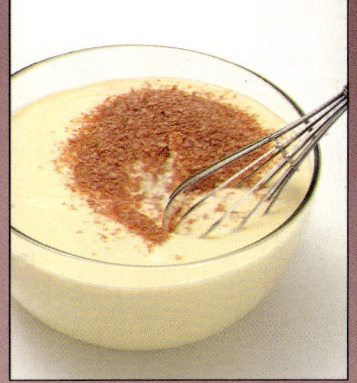

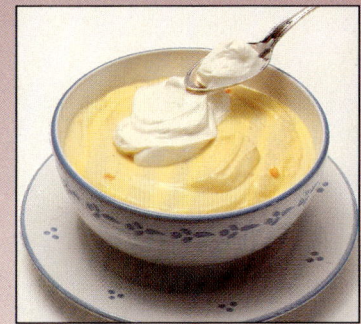

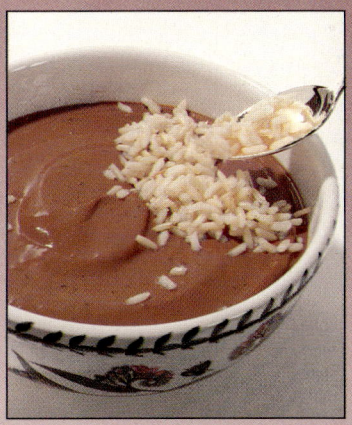

Bei der Enzym-Diät entfällt das lästige Kalorienzählen. Halten Sie sich bitte trotzdem an die angegebenen Mengen. Ausnahme: Rohkost und Gemüse. Davon können Sie essen, soviel Sie wollen.

Die Rezepte gelten für eine Person.

Vor dem Essen gibt es einen gemischten Salat.

Mittagessen:

Spargel mit Schinken und Papaya.

500 g grüner oder weißer Spargel
Salzwasser mit 1 Pr. Zucker
1 Eßl. Butter
50 g gekochten Schinken
1/2 Papaya.

Spargel waschen, schälen, bündeln, in kochendes Salzwasser geben. In 20 bis 30 Minuten weich kochen.
Den gegarten Spargel aus dem Sud nehmen, gut abtropfen lassen und zusammen mit der in Scheiben geschnittenen Papaya und den Schinkenscheiben anrichten. Mit der zerlassenen Butter übergießen.

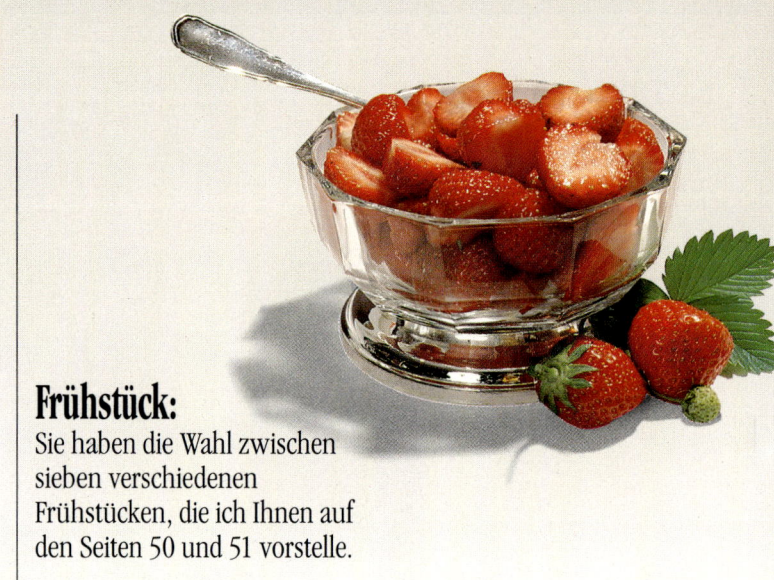

Frühstück:

Sie haben die Wahl zwischen sieben verschiedenen Frühstücken, die ich Ihnen auf den Seiten 50 und 51 vorstelle.

Zwischenmahlzeit:

250 g frische Erdbeeren oder ein mittelgroßer Apfel.

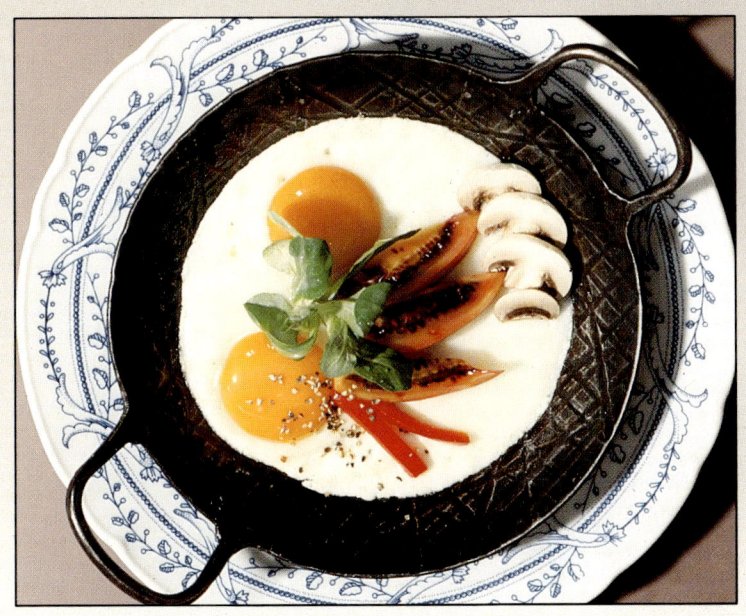

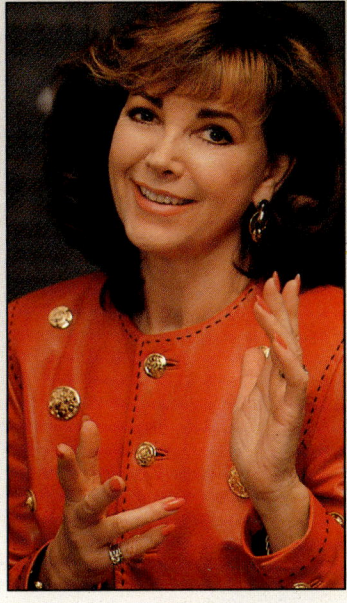

Zwischenmahlzeit:

1/2 Salatgurke, eventuell mit
etwas Kräutersalz bestreuen.

Abendessen:

Als Entree ein frischer Salat.

2 Spiegeleier, dazu 1 Scheibe
Vollkornknäcke.

*Wichtig: Essen Sie vor jeder
Hauptmahlzeit einen
frischen Salat. Er enthält
wichtige Enzyme und Vita-
mine.
Auf den Seiten 64 und 65
finden Sie Salatrezepte.*

Mein persönlicher Tip:

*Wenn Sie berufstätig sind,
haben Sie meistens nicht die
Gelegenheit, Ihr Mittagessen
selbst zuzubereiten.
Sie können das Mittagessen
und das Abendessen gegen-
einander austauschen.*

*Für Ihre tägliche Rohkost
empfiehlt sich (auch aus
Kostengründen) immer das,
was entsprechend der
Jahreszeit preiswert und
frisch angeboten wird.
Wählen Sie zwischen: Salat-
gurke, Kohlrabi, Radieschen,
Paprikaschote, Karotte,
Tomate.*

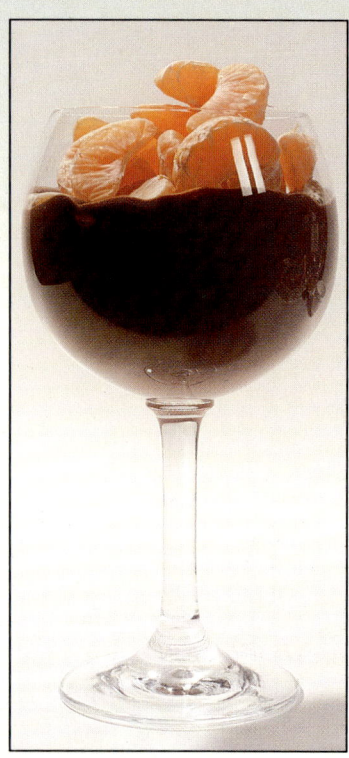

TRI-S-ZYM-Tag.

Servieren Sie Ihre Schlank-Creme oder die Shakes mit Obst. So verwöhnen Sie Ihr Auge und freuen sich auf jede Mahlzeit mit doppeltem Genuß.

Mein Vorschlag:
<u>Morgens</u>: Waldbeere-Shake mit pürierten Erdbeeren.

<u>Vormittags</u>: Schokoladen-Creme mit einer Mandarine.

<u>Mittags</u>: Ein Früchteteller mit Vanille-Shake.

<u>Nachmittags</u>: Apfel-Creme mit Ananas-Stückchen.

<u>Abends</u>: Waldbeer-Creme mit 100 g Himbeeren.

Früchteteller mit Vanillesoße
1 Beutel TRI-S-ZYM Creme-Shake mit 200 g Wasser und 1 Teel. Rum anrühren, über die Früchte gießen. Guten Appetit.

Creme-Shake - Variationen mit Obst

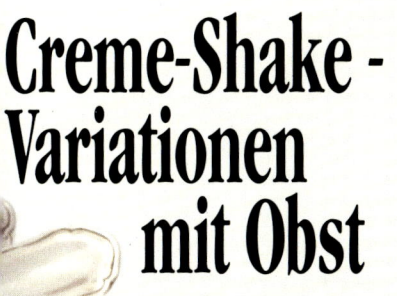

Früchte bringen Abwechslung in Ihre Diät.

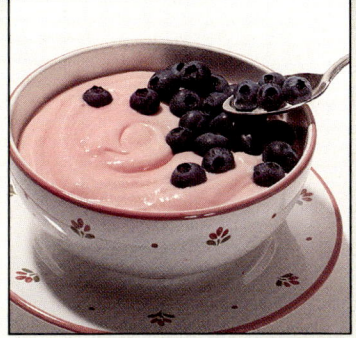

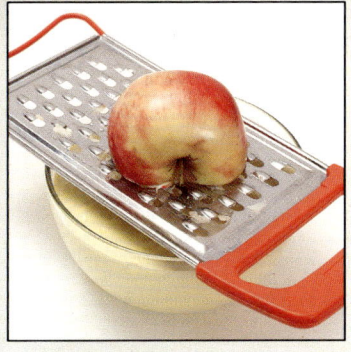

Zu Creme-Shake Waldbeere passen: Erdbeeren, Himbeeren, Brombeeren, Heidelbeeren, halbierte Kirschen.

Zu Creme-Shake Vanille passen: Ananas, Sharon-Frucht, Mango, Aprikose, Banane.

Zu Creme-Shake Schokolade passen: Orange, Mandarine, Mango, Papaya, Banane, Traube.

Zu Creme-Shake Apfel passen: Ananas, Sharon-Frucht, Papaya, Mango, Pfirsich, Aprikose, Kiwi, und ganz fein: geraspelter Apfel.

Geben Sie in die Apfel- und Waldbeercreme außerdem einen Teel. Zitronensaft. Das verstärkt den Fruchtgeschmack. Einmal täglich können Sie auch noch 2 Eßl. Magerquark oder Magerjoghurt in Ihre Früchte-Creme geben. Aber bitte nicht öfter, denn sonst überschreiten Sie ihr Kalorienkontingent.

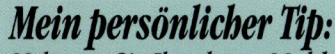

Mein persönlicher Tip:

Nehmen Sie Ihre letzte Mahlzeit vor 19.00 zu sich. Je nachdem was Sie verzehren, braucht Ihre Verdauung drei bis acht Stunden, um mit dem Abendessen fertig zu werden. Vor allem während der Diät hat Ihr Organismus aber mehr als genug damit zu tun, den Wohlstandsmüll Ihres Körpers abzuräumen, das Wegenetz Ihres Kreislaufs instandzusetzen und das Bindegewebe zu reparieren, als daß Sie ihn auch noch mit schwerer und langwieriger Verdauungsarbeit belästigen sollten.

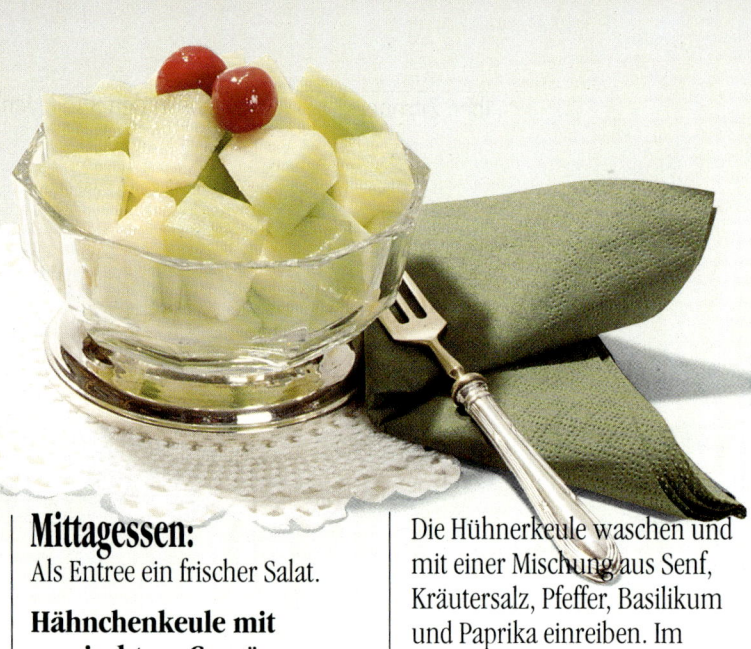

Gesund schlank werden heißt pro Woche etwa ein bis eineinhalb Kilo abnehmen.

Es gibt Diäten, sogenannte Crash-Diäten, bei denen Sie in der ersten Woche bis zu 3 Kilo abnehmen können. Bei diesen Diäten verlieren Sie nur Wasser, das sich Ihr Körper nach wenigen Tagen wieder zurückholt.

Wenn Sie mehr als 2 Kilo und auf Dauer abnehmen wollen, müssen Sie Ihre Ernährung langfristig umstellen.

Meine Enzym-Diät hilft Ihnen, Ihre bisherige Ernährungsweise sinnvoll zu ändern.

Frühstück:
Siehe Seite 66 und 67.

Zwischenmahlzeit:
1/2 Honigmelone.

Mittagessen:
Als Entree ein frischer Salat.

Hähnchenkeule mit gemischtem Gemüse.

1 Hühnerkeule
1 Teel. Senf, Kräutersalz
Pfeffer, Basilikum, Paprika
1/2 Paprikaschote rot
1/2 Paprikaschote grün
1 kleine Zucchini
1 Zweig Broccoli.

Die Hühnerkeule waschen und mit einer Mischung aus Senf, Kräutersalz, Pfeffer, Basilikum und Paprika einreiben. Im Backofen auf dem Rost etwa 1/2 Stunde braten.
In der Zwischenzeit das Gemüse zerkleinern und in einem Topf mit Dämpfeinsatz bißfest garen. Mit Kräutersalz würzen.

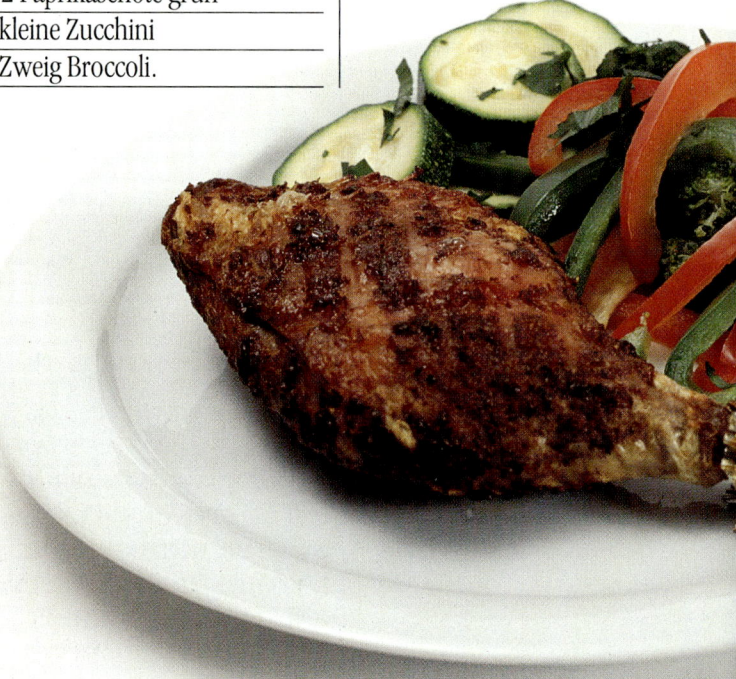

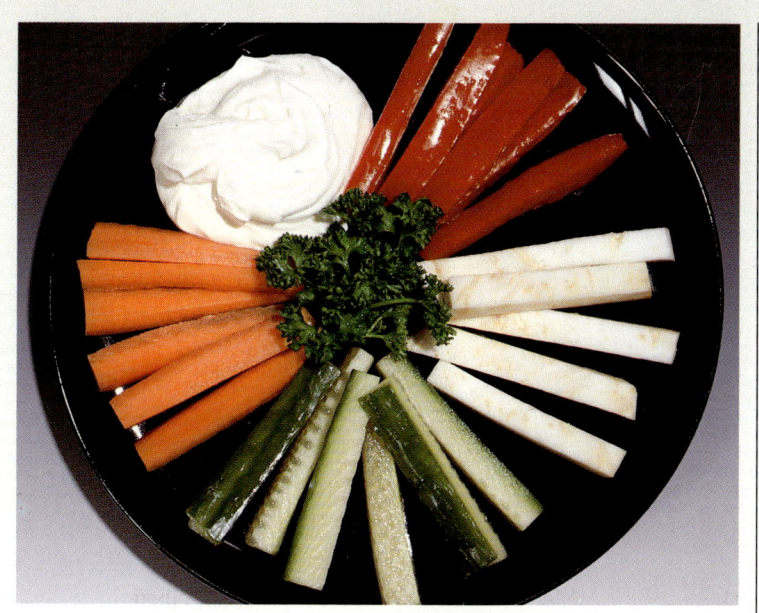

Wenn der Körper auf Abneh-
men programmiert ist,
arbeiten Stoffwechsel und
Verdauung besonders inten-
siv. Der Körper muß
vermehrt Abbaustoffe loswer-
den, die ihn sonst übersäu-
ern. Aber zum Ausschwem-
men der Abbaustoffe braucht
er reichlich Flüssigkeit.

Bei meiner Enzym-Diät müs-
sen Sie täglich mindstens
zwei Liter kalorienfreie Flüs-
sigkeit trinken: zum Beispiel
Mineralwasser oder Tee –
aber ohne Zucker!

Alkoholische Getränke, Obst-
säfte oder zuckerhaltige
Erfrischungsgetränke sollten
Sie meiden. Sie haben alle
sehr viel Kalorien und
machen zudem hungrig.

Bedenken Sie: ein einziges
Glas Cola bringt 90 Kalorien.

Zwischenmahlzeit:

2 Tomaten und 1 Roggenknäcke.

Abendessen:
Rohkostteller mit Quark.

200 g Magerquark mit 4 Eßl.
Mineralwasser und etwas Suppenwürze (Pulver) anrühren
und auf einen großen Teller
geben. Mit in Streifen geschnittenen Karotten, Paprika, Sellerie
und Salatgurke garnieren. Rohkost können Sie so viel essen
wie Sie wollen. Guten Appetit.

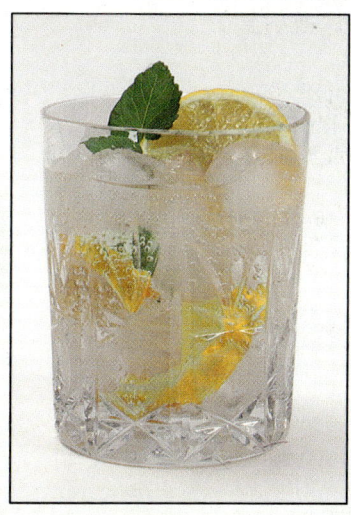

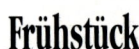

Am Wochenende ist es meist am schwersten eine Diät durchzuhalten. Es gibt so viele Verführungen. Egal, ob nun bei Parties oder am reich gedeckten Sonntagstisch. Halten Sie durch und freuen Sie sich über ihre Disziplin.

1 Scheibe frischer Lachs, etwa 125 g

Saft einer halben Zitrone

etwas Salz

1/4 l Wasser

1/2 Teel. Salz, Lorbeerblatt

5 Pfefferkörner, 2 Wacholderbeeren

1/8 l trockener Weißwein

100g Crème frâiche

1 Eigelb

1 Eßl. trockener Weißwein

grüner Pfeffer

250g Broccoli.

Den Lachs kurz mit kaltem Wasser abspülen, trockentupfen, leicht salzen und mit Zitronensaft beträufeln.

Wasser mit Salz und Gewürzen kochen, 10 Minuten ziehen lassen.

Weißwein dazugießen. Den Lachs in den Sud legen und bei schwacher Hitze 10 bis 15 Minuten pochieren.

Frischen Broccoli waschen, zerteilen und im Dämpfeinsatz in Salzwasser 15 bis 20 Minuten garen.

Den Lachs auf heißem Teller im Backofen warmstellen. Das Eigelb mit 1 Eßl. Weißwein verquirlen und bereitstellen. Crème frâiche in 1/4 Tasse Sud einrühren und erhitzen, dann die Eigelb/Weinsoße mit einem kleinen Schneebesen unterrühren. Über den Lachs gießen und mit grünem Pfeffer, Broccoli und 1/2 Sharon-Frucht garnieren.

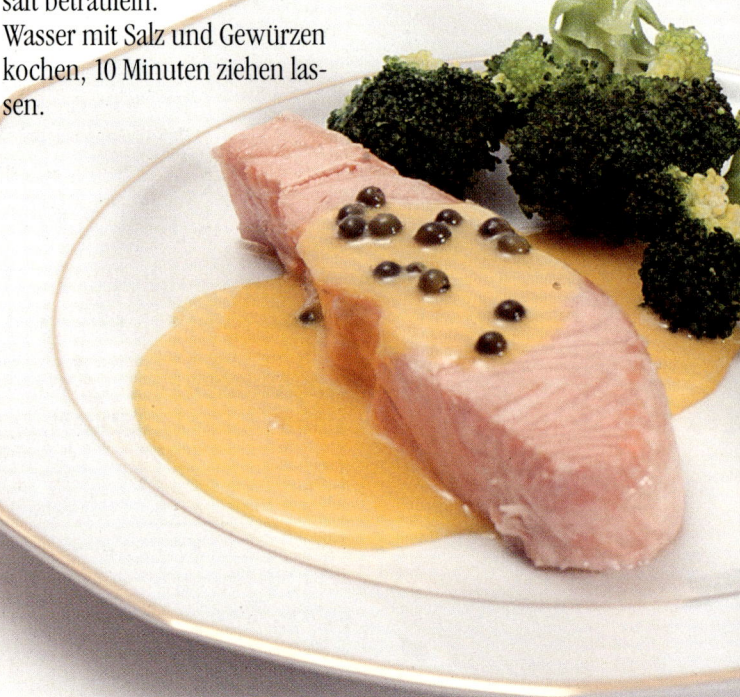

Frühstück

Siehe Seite 50 und 51.

Zwischenmahlzeit

1/4 Ananas oder eine Kiwi.

Mittagessen:

Vor dem Essen gibt es einen gemischten Salat.

Pochierter Lachs mit grüner Pfeffersoße und Broccoli.

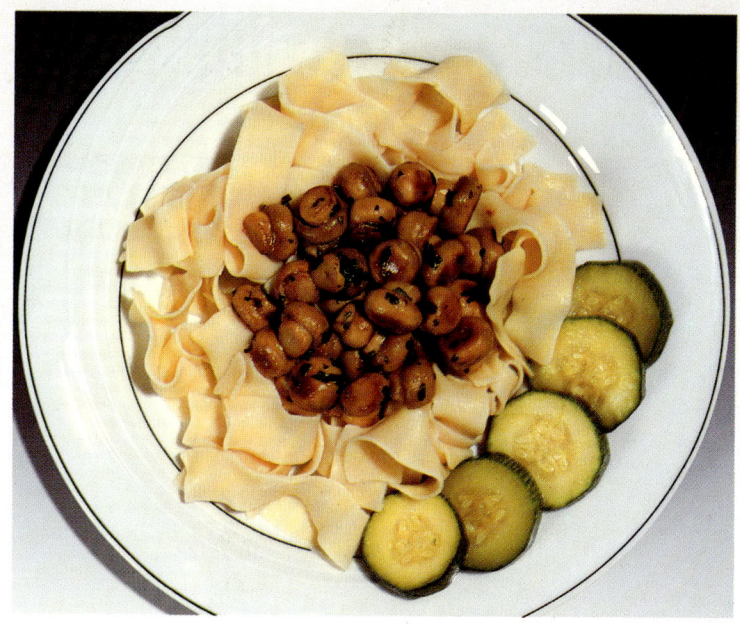

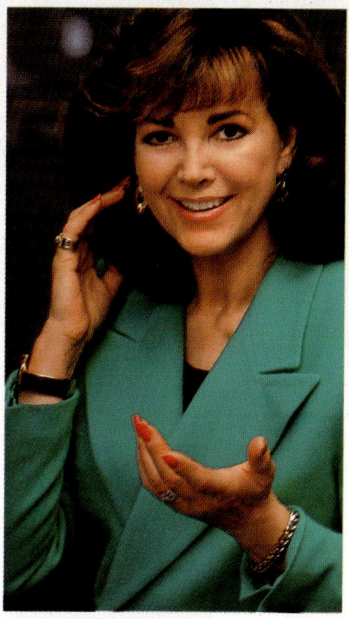

Abendessen:

Vor dem Essen ein frischer grüner Salat.

Gebratene Champignons mit Vollkornnudeln und Zucchini.

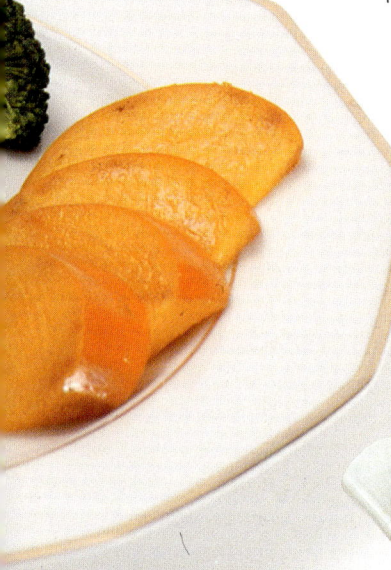

200 g frische Champignons
1 kleine Zwiebel
Petersilie, Suppengewürze
60 g Vollkornnudeln
Salzwasser
1 kleine Zucchini.

Nudeln in kochendes Salzwasser geben und bißfest kochen. In der Zwischenzeit Champignons waschen, putzen, große Pilze halbieren. Zwiebeln klein schneiden, mit wenig Sonnenblumenöl in Teflonpfanne bräunen. Pilze dazugeben. Unter häufigem Wenden gut durchbraten. Zum Schluß die in Scheiben geschnittene Zucchini mitbraten. Mit Suppenwürze und Petersilie bestreuen.

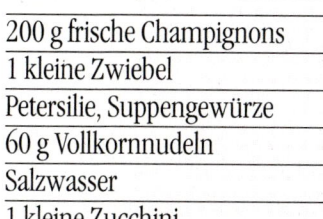

Ich gratuliere Ihnen. Die erste Diätwoche haben Sie jetzt geschafft. Ich weiß natürlich, daß das nicht so ganz einfach war, denn schließlich mußten Sie viel dazulernen und sich umstellen. Aber das Schwierigste haben Sie hinter sich.

Nochmals meinen Glückwunsch. Denn wenn Sie zu den Personen gehören, die nicht besonders viel Übergewicht hatten, dann haben Sie jetzt bereits Ihr Wunschgewicht erreicht.

Wenn Sie noch weiter abnehmen möchten - dann folgen Sie mir bitte in die zweite Woche, ab Seite 54.

Starten Sie gesund in den Tag!
Sieben Frühstücke zum Aussuchen.

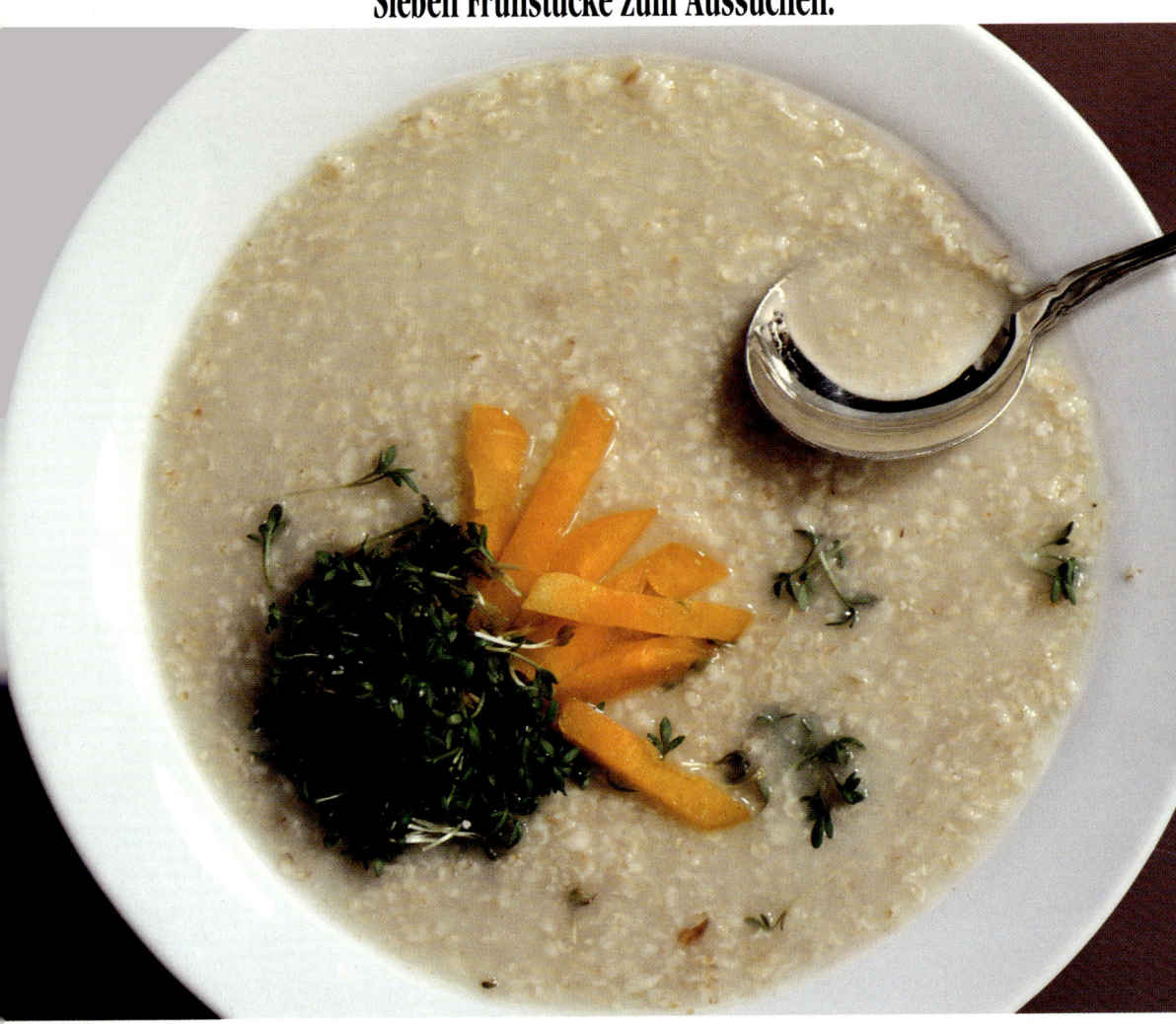

Das Frühstück beendet das Fasten der Nacht. Man sollte nicht darauf verzichten. Wichtig ist die richtige Zusammenstellung, es soll den Magen nicht belasten.

Der Star unter den Frühstücken ist die Haferflockensuppe. Sie sättigt, ist leicht verdaulich und enthält wertvolle Nährstoffe.

Man sollte sie jeden zweiten Tag zu sich nehmen.

Sie können aber auch zwischen weiteren sechs Frühstücken wählen und nach Lust und Laune abwechseln. Die drei mit Stern ausgezeichneten Frühstücke lege ich Ihnen besonders ans Herz, sie passen am besten in die Enzym-Diät.

Haferflockensuppe *

2 Eßl. zarte Haferflocken in 1/4 l Wasser geben, zum Kochen bringen. Nach dem Aufwallen kurz ziehen lassen, mit Suppenpulver würzen und mit Kräutern und Paprikastreifen garnieren.

Danach 2 Tassen Kräutertee ohne Zucker.

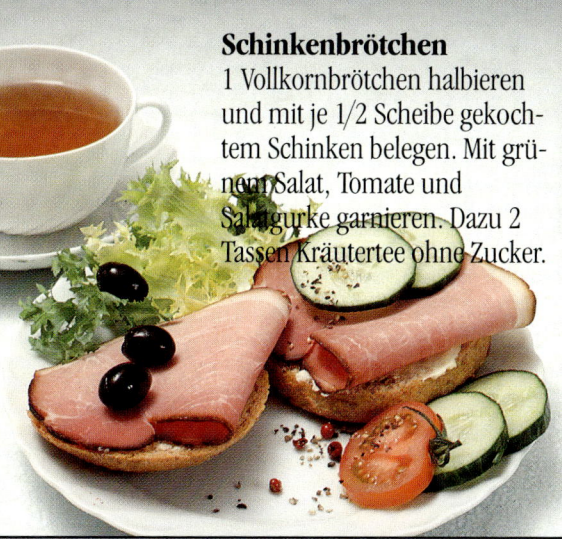

Schinkenbrötchen
1 Vollkornbrötchen halbieren und mit je 1/2 Scheibe gekochtem Schinken belegen. Mit grünem Salat, Tomate und Salatgurke garnieren. Dazu 2 Tassen Kräutertee ohne Zucker.

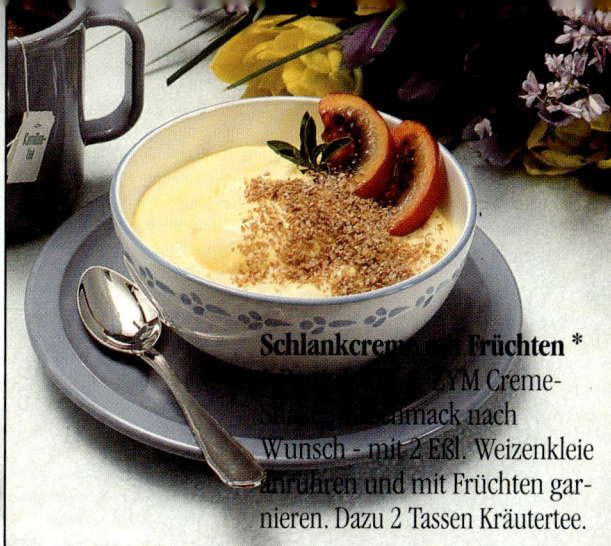

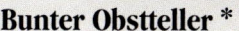

Schlankcreme mit Früchten *
... SLIM YM Creme-Speise Geschmack nach Wunsch - mit 2 Eßl. Weizenkleie anrühren und mit Früchten garnieren. Dazu 2 Tassen Kräutertee.

Magerquark mit Sprossen und Weizenkleie
200 g Magerquark mit 4 Eßl. Mineralwasser und etwas Kräutersalz anrühren. Je 1 Eßl. Sprossen und Weizenkleie darüberstreuen. Dazu 2 Tassen Tee.

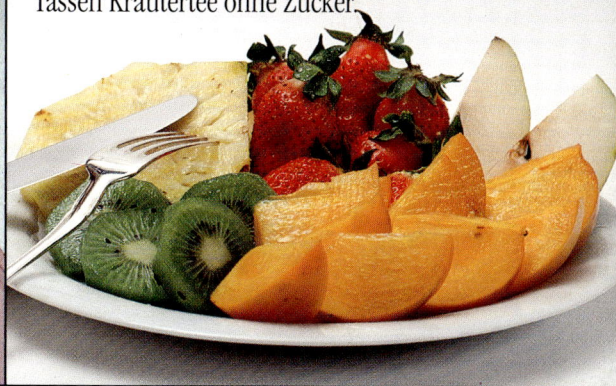

Bunter Obstteller *
mit aktuellen Früchten der Saison. Eine Scheibe Ananas sollte immer dabei sein. Danach 2 Tassen Kräutertee ohne Zucker.

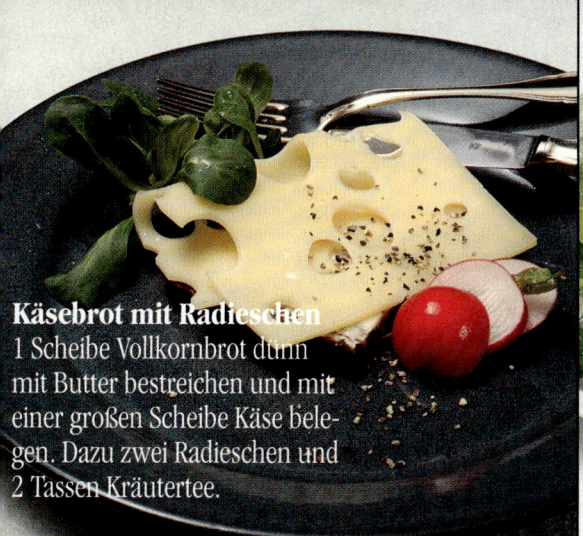

Käsebrot mit Radieschen
1 Scheibe Vollkornbrot dünn mit Butter bestreichen und mit einer großen Scheibe Käse belegen. Dazu zwei Radieschen und 2 Tassen Kräutertee.

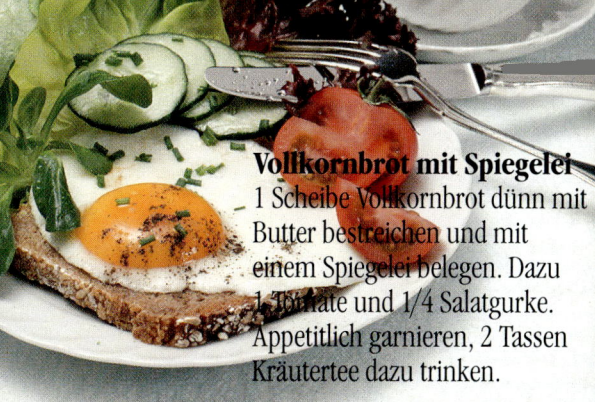

Vollkornbrot mit Spiegelei
1 Scheibe Vollkornbrot dünn mit Butter bestreichen und mit einem Spiegelei belegen. Dazu 1 Tomate und 1/4 Salatgurke. Appetitlich garnieren, 2 Tassen Kräutertee dazu trinken.

Das Auge ißt mit.

Die Zeiten, in denen Sie einfach nebenbei im Stehen oder Gehen gegessen haben, sollten endgültig vorbei sein. Nehmen Sie sich Zeit zum Essen. Genießen Sie bewußt. Das Essen soll für Sie wieder zum Ereignis werden. Richten Sie also Ihre Mahlzeiten appetitlich her. Decken Sie den Tisch hübsch, mit ein paar Blumen. Das Auge ißt schließlich immer mit. Essen Sie entspannt und mit Genuß. Sie werden sich wundern, was das ausmacht. Und schon ist ein weiterer Schritt in Ihr neues, schlankes Leben getan.

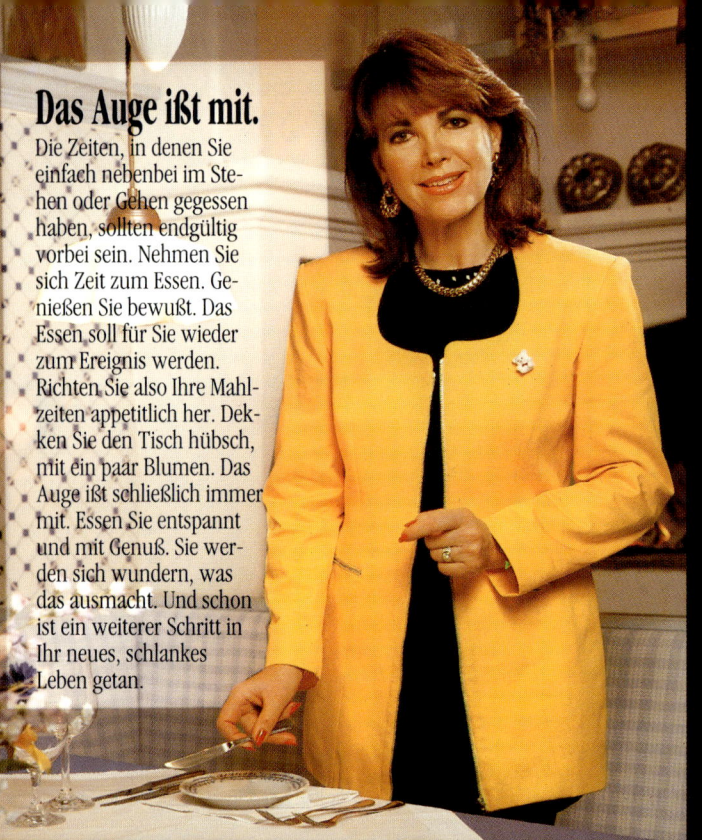

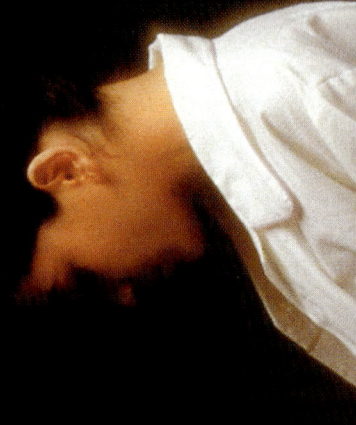

Dem Ziel entgegen.

Führen Sie ein Diät-Tagebuch!

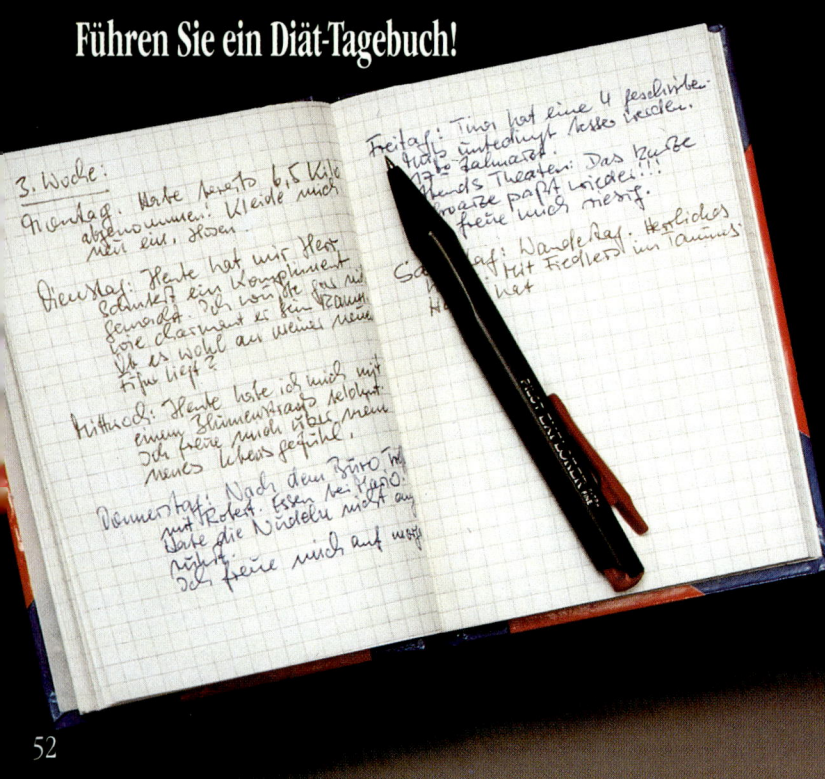

Schreiben Sie auf, wann und wo Sie etwas essen. Sie glauben gar nicht, wie wichtig das ist. Notieren Sie auch, in welcher Stimmung Sie beim Essen waren. Das kann nämlich mit entscheidend für den Erfolg Ihrer Diät sein. Ein fröhlicher Esser hat einen gut durchbluteten Magen. Er hat auch eine erhöhte körpereigene Enzymproduktion. Beides hilft mit, die Nahrung in Energie und Spannkraft umzusetzen. Ein fröhlicher Esser setzt weniger Pfunde an.

Notieren Sie in Ihrem Diät-Tagebuch alle Ihre Wünsche. Ihr Diätbuch wird zu Ihrem Gewissen, zu Ihrem Erfolgsrezept und zu Ihrem guten Freund.

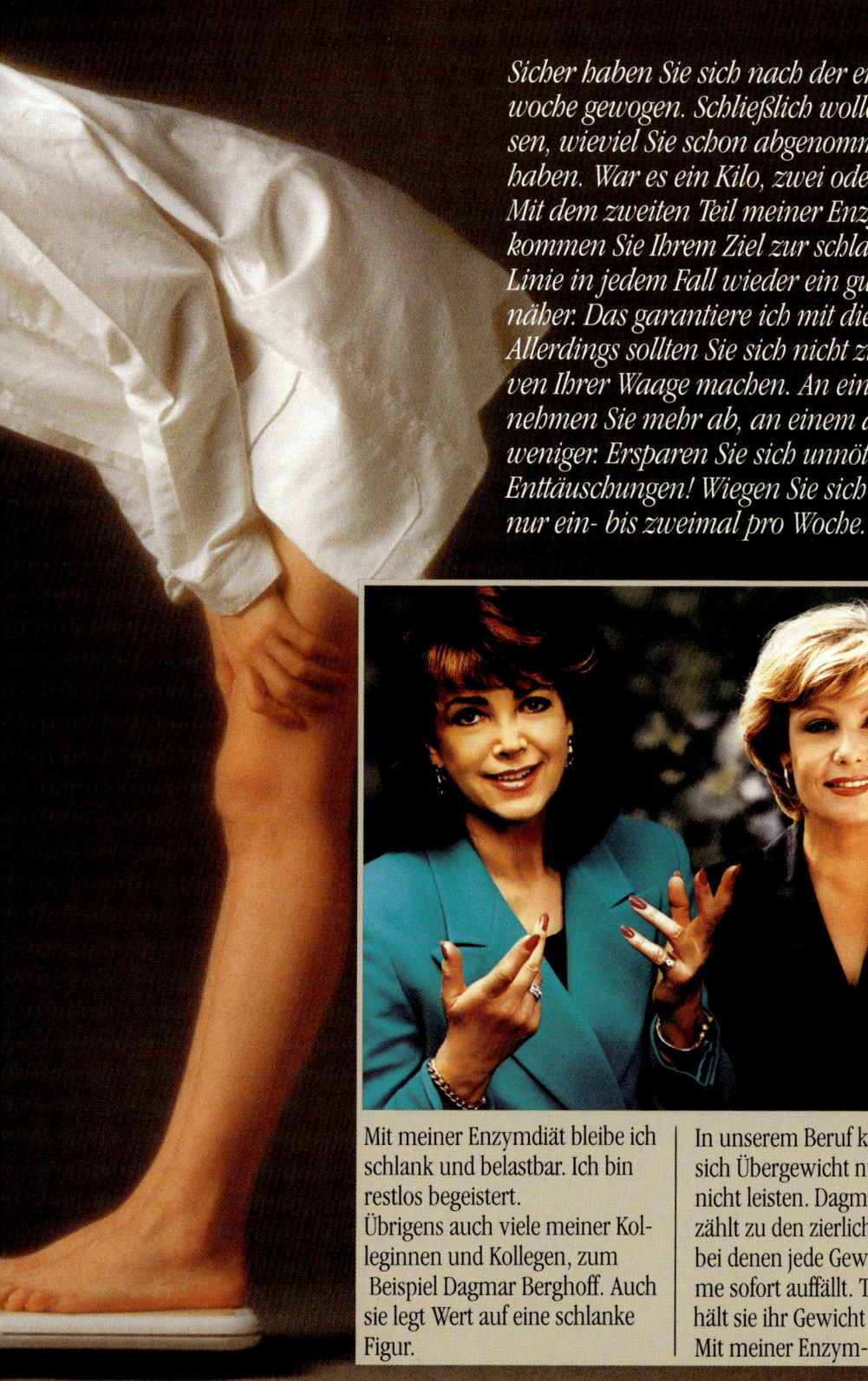

Sicher haben Sie sich nach der ersten Diätwoche gewogen. Schließlich wollen Sie wissen, wieviel Sie schon abgenommen
haben. War es ein Kilo, zwei oder mehr?
Mit dem zweiten Teil meiner Enzym-Diät
kommen Sie Ihrem Ziel zur schlanken
Linie in jedem Fall wieder ein gutes Stück
näher: Das garantiere ich mit dieser Diät.
Allerdings sollten Sie sich nicht zum Skla-
ven Ihrer Waage machen. An einem Tag
nehmen Sie mehr ab, an einem anderen
weniger. Ersparen Sie sich unnötige kleine
Enttäuschungen! Wiegen Sie sich deshalb
nur ein- bis zweimal pro Woche.

Mit meiner Enzymdiät bleibe ich
schlank und belastbar. Ich bin
restlos begeistert.
Übrigens auch viele meiner Kolleginnen und Kollegen, zum
Beispiel Dagmar Berghoff. Auch
sie legt Wert auf eine schlanke
Figur.

In unserem Beruf kann man
sich Übergewicht nun einmal
nicht leisten. Dagmar Berghoff
zählt zu den zierlichen Frauen,
bei denen jede Gewichtszunahme sofort auffällt. Trotzdem
hält sie ihr Gewicht spielend.
Mit meiner Enzym-Diät.

Schlank werden mit Genuß

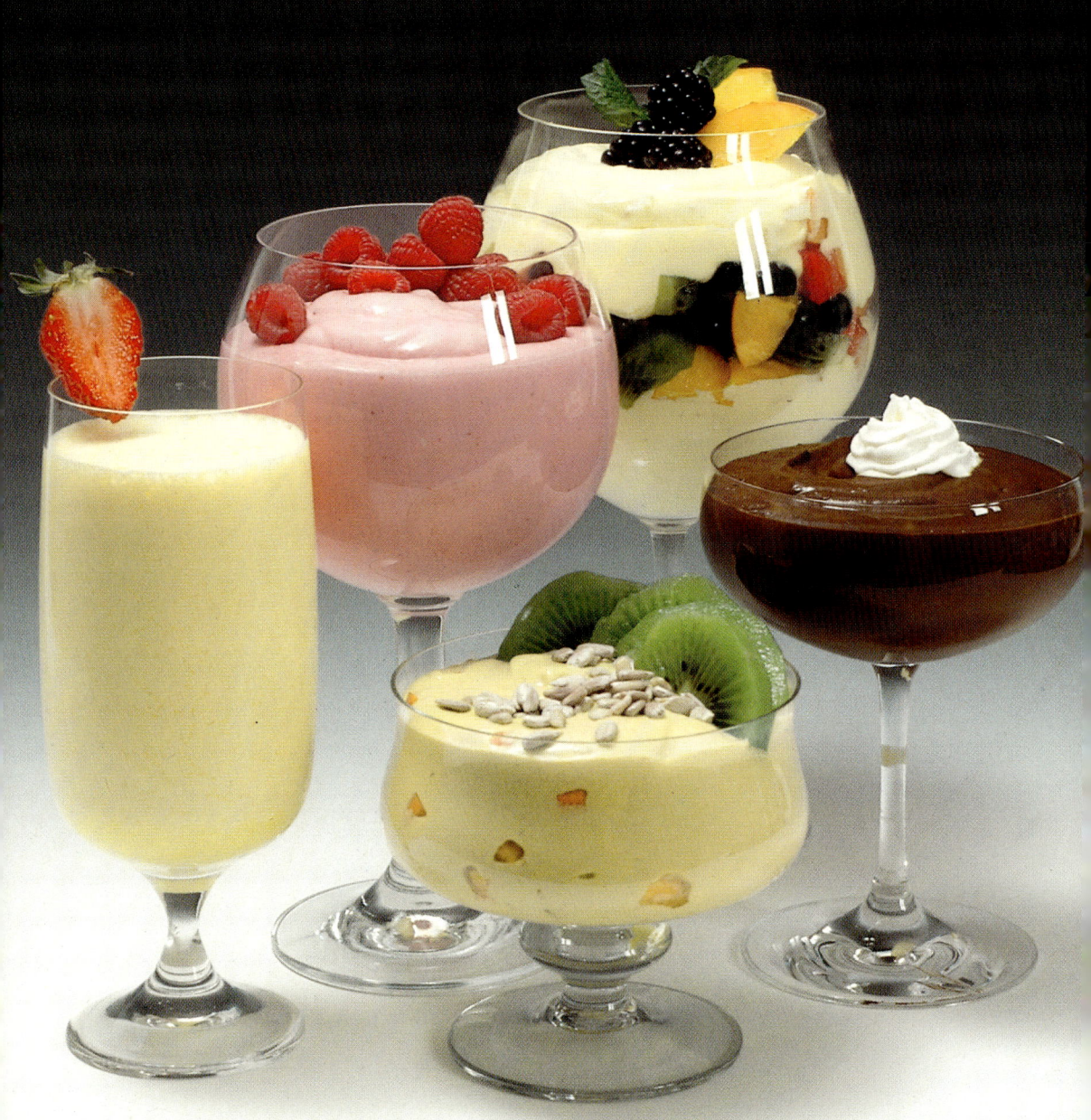

TRI-S-ZYM-Tag.

Es gibt viele Möglichkeiten, die Puddings bzw. Shakes zu servieren. Ein Genuß, den Sie bei jeder Mahlzeit aufs Neue erleben dürfen.

So können Sie auf besonders angenehme Weise Ihr Wunschgewicht erreichen, denn TRI-S-ZYM Creme-Shake schmeckt, sättigt und: macht schlank.

Die Creme-Shakes sind im Handumdrehen angerührt (ideal auch für unterwegs und am Arbeitsplatz) und geben dem Körper spezielle Nährstoffe, Vitamine und Enzyme, die er gerade beim Abnehmen braucht.

Serviervorschläge:

Vanillecreme mit Früchten

Eine Portion TRI-S-ZYM Creme-Shake Vanille mit 150 ml Wasser anrühren.
Die Hälfte davon in ein Glas füllen, Beeren und kleingeschnittene Früchte dazugeben, den Rest der Creme darübergießen. Appetitlich dekorieren.

Waldbeerencreme mit Himbeeren

TRI-S-ZYM Creme-Shake Waldbeere mit 150 ml Wasser anrühren, in ein großes Weinglas geben und mit Himbeeren anrichten.

Vanilleshake

Eine Portion TRI-S-ZYM Creme-Shake Vanille mit 300 ml Wasser anrühren.

Schokoladencreme mit Quark

Eine Portion TRI-S-ZYM Creme-Shake Schoko mit 150 ml Wasser als Creme anrühren und in ein Weinglas geben. Etwas Magerquark mit Mineralwasser und einem Tropfen flüssigen Süßstoff anrühren. Auf die Schokocreme geben.

Apfelcreme mit Kiwi

Eine Portion TRI-S-ZYM Creme-Shake Apfel mit 150 ml Wasser und 1 Teel. Zitrone anrühren. In ein Glas geben und mit Kiwischeiben garnieren. Einen Teel. Sonnenblumenkerne darüberstreuen – das gibt Ihnen das Gefühl, daß Sie etwas zu beißen haben.

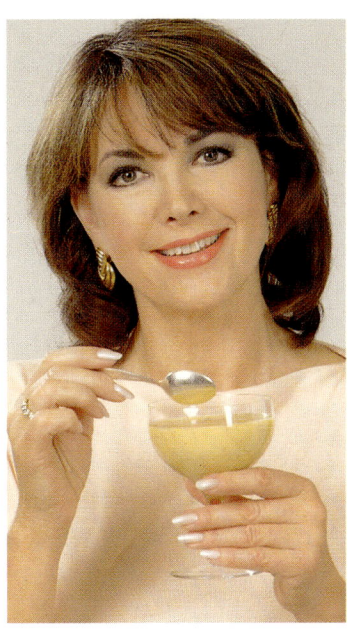

Viele Diäten machen müde. Bei meiner Enzym-Diät wird Ihnen das nicht passieren.

Sie versorgt den Organismus optimal mit wichtigen Stoffen, Sie fühlen sich fit und rundherum zufrieden. Und Sie werden feststellen: Ihr Geist wird wacher, Sie reagieren schneller, denn Enzyme produzieren Botenstoffe, die wie kleine Kurierautos über das Straßennetz der Nerven flitzen.
Je zahlreicher und schneller diese Botenstoffe sind, desto schneller denken und reagieren Sie.

Wenn Sie schlank werden wollen, müssen Sie nicht nur Ihre Ernährung umstellen, Sie müssen sich auch über die Hintergründe des Dickseins informieren.

Die Ursachen von Übergewicht können vielfältig sein: falsche Ernährung, psychische oder soziale Probleme, gesellschaftliche Zwänge.

Ihr Ziel sollte es sein, wieder ins Gleichgewicht zu kommen. Nicht nur körperlich, auch seelisch und geistig. Und wenn Sie das wirklich wollen, dann schaffen Sie es auch!

Mit meiner Enzym-Diät lernen Sie, mit der Energie Nahrung besser umzugehen. Das ist wichtig, denn wer Energien falsch nutzt, verliert sein Gleichgewicht.

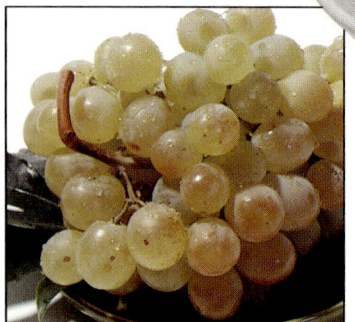

Frühstück:

Wählen Sie zwischen sieben verschiedenen Frühstücken, die ich Ihnen auf den Seiten 50 und 51 vorstelle.

Zwischenmahlzeit:

200 g Weintrauben.

Mittagessen:

Vor dem Essen gibt es einen frischen Salat.

Seelachs mit Tomaten und Mango.
Dieses Rezept gilt für 2 Personen.

500 g Seelachs
1 kleine Zwiebel, 3 Tomaten
1 Eßl. Öl, Kräutersalz
1 Teel. Zitronensaft
1/8 l Instant-Fleischbrühe
1 Scheibe rohen Schinken
Basilikum
1/2 Mango-Frucht

Den Fisch innen und außen mit kaltem Wasser waschen und trockentupfen. Die Zwiebel in dünne Ringe schneiden. Tomaten in kochendes Wasser tauchen, den Stielansatz entfernen, enthäuten. Den Fisch innen und außen dünn mit Kräutersalz einreiben, dann das Öl in eine feuerfeste Form geben, erhitzen.

Den Fisch, die halbierten Tomaten und den kleingeschnittenen Schinken in die Form schichten, mit Zwiebelringen belegen und in den Backofen geben. Garzeit etwa 30 Minuten bei Mittelhitze.

10 Minuten bevor das Gericht fertig gegart ist, mit Fleischbrühe aufgießen, den Fisch mit Zitronensaft beträufeln, mit Basilikum bestreuen und die in Scheiben geschnittene Mango dazugeben.

Das Gericht in der feuerfesten Form servieren.

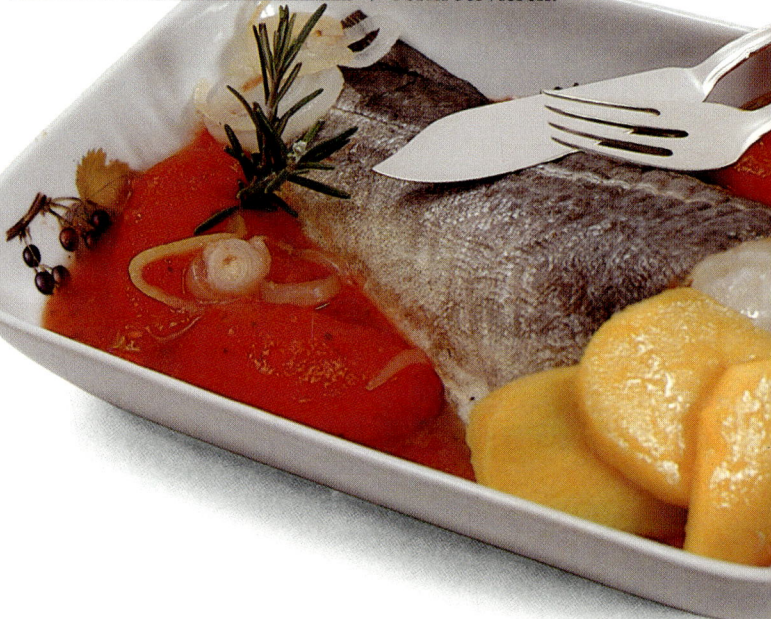

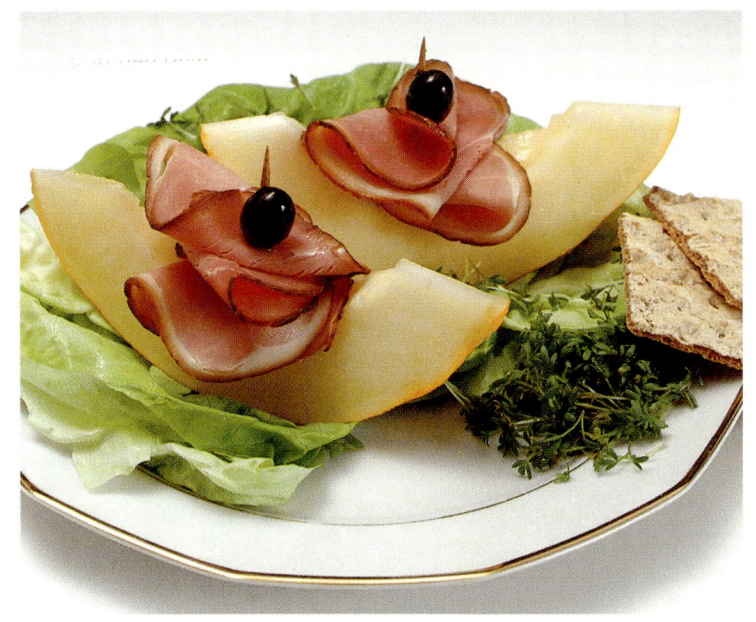

Zwischenmahlzeit:

3 Karotten.
Wenn Sie Gelegenheit dazu haben, raspeln Sie die Karotten und geben Sie ein paar Tropfen Weizenkeimöl und Zitronensaft dazu. Karotten enthalten fettlösliche Vitamine, die vom Körper sonst nicht aufgenommen werden können.

Abendessen:

Melonenschiffchen

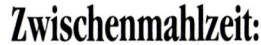

1/2 Honigmelone
2 dünne Scheiben gekochten Schinken
2 Oliven, Salatblätter
2 Scheiben Vollkornknäcke

Honigmelone vierteln, Kernhaus entfernen. Je eine Scheibe Schinken mit einer Olive auf einen Zahnstocher schieben und in die Melone stecken. Mit Salatblättern garnieren. Dazu Knäckebrot und 2 Tassen Tee.

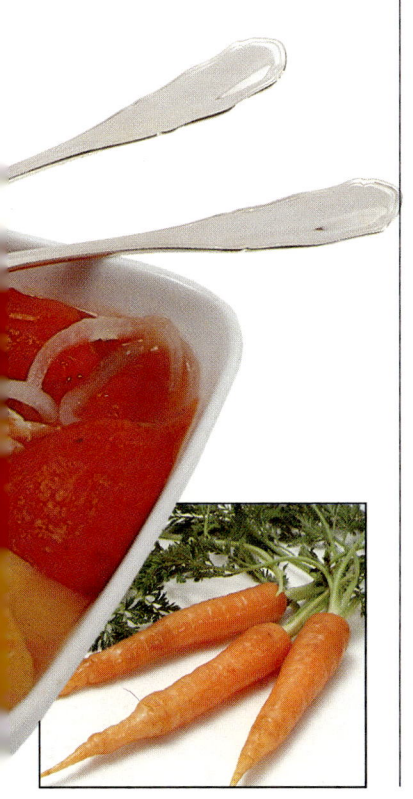

Sicher ist Ihnen auch schon aufgefallen: Es gibt immer weniger Menschen, die über Streß klagen. Das Modewort ist einfach nicht mehr aktuell.

Es gibt ihn trotzdem, den mörderischen Streß, der das Infarktrisiko verdreifacht, der unser Immunsystem schwächt, der dick macht. Ja, Sie haben richtig gelesen. Streß macht dick.

Neue Untersuchungen belegen: Streß löst in unserem Organismus biochemische Reaktionen aus, die einerseits die Wände unserer Blutgefäße verhärten und daher die Gefahr für das Herz erhöhen.

Dieselben biochemischen Vorgänge vernichten in unserem Organismus aber auch die Enzyme und bringen dadurch unseren Stoffwechsel, unsere Verdauung durcheinander. Die Folge sind weitere Fettpolster.

Deshalb: Entspannen Sie, bleiben Sie ruhig.

Das ist leicht gesagt, aber wie schafft man das, wenn man Tag für Tag in einer hektischen Atmosphäre lebt und seine Aufgaben erledigen muß?

Mein Rat: Wenn Sie es nicht schaffen, Ihren Streß abzubauen, dann versorgen Sie sich ausreichend mit Enzymen gegen seine Folgen.

11. Tag: Donnerstag
12. Tag: Feitag

Donnerstag und Freitag ist TRI-S-ZYM-Tag.

Wählen Sie zwischen Cremespeisen und Shakes – wie Sie wollen. Wie Sie schon in der letzten Diätwoche gesehen haben, gibt es viele Variationsmöglichkeiten.

Apfelshake:
1 Beutel TRI-S-ZYM Creme-Shake Apfel mit 100 ml zuckerfreiem Apfelsaft und 200 ml kaltem Wasser anrühren.

Moccashake:
1 Beutel TRI-S-Zym Creme-Shake Schoko oder Vanille mit 300 ml kaltem Wasser und 2-3 Teel. Nescafe anrühren.

Bananenshake:
(gilt als Hauptmahlzeit).
1 Beutel TRI-S-ZYM Creme-Shake Vanille mit 300 ml kaltem Wasser und einer kleinen Banane im Mixer mischen, ergibt 2 Gläser.

Erdbeershake:
1 Beutel TRI-S-ZYM Creme-Shake Waldbeere mit 300 ml kaltem Wasser, 200 g frischen Erdbeeren und 1/2 Teel. Zitronensaft im Mixer mischen. Ergibt 2 Gläser.

Tropenshake:
1 Beutel TRI-S-ZYM Creme-Shake Apfel mit 100 ml zuckerfreiem Orangensaft, 200 ml kaltem Wasser, ein paar Tropfen Rum-Aroma und Zitronensaft anrühren.

Schoko-Rum-Shake:
1 Beutel TRI-S-ZYM Creme-Shake Schoko mit 300 ml kaltem Wasser, 1 Teel. Nescafe und einigen Tropfen Rum-Aroma anrühren.

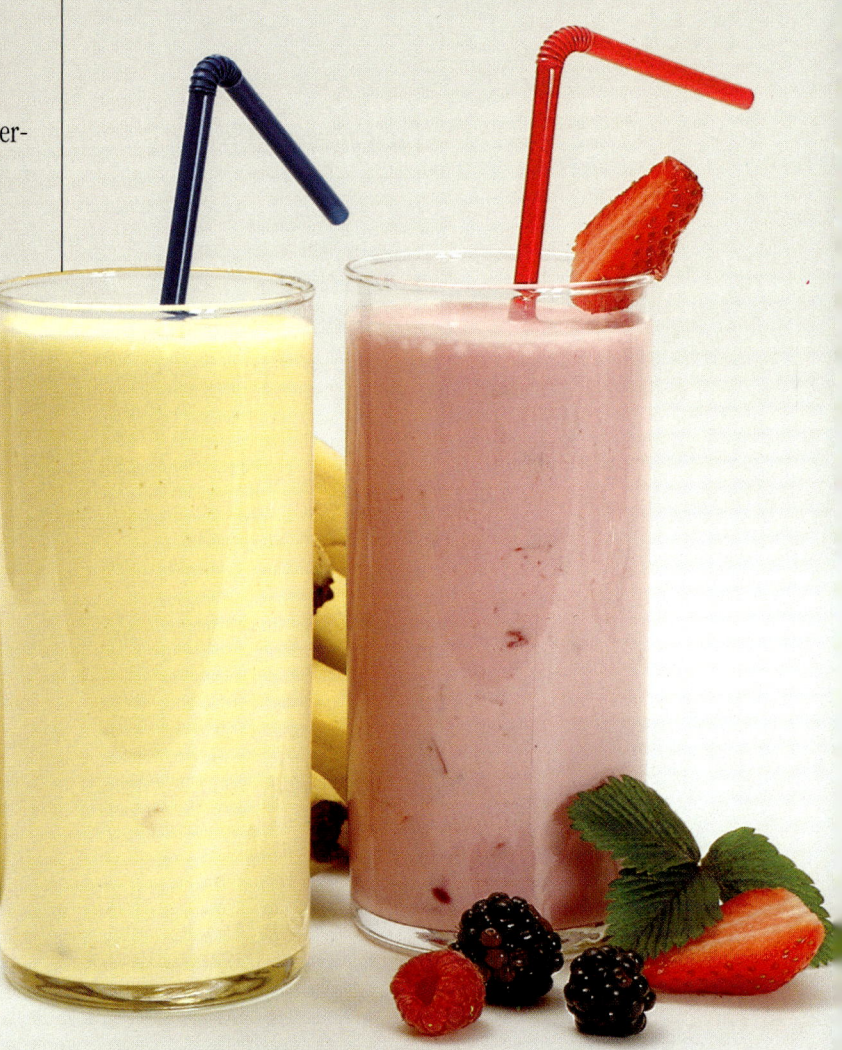

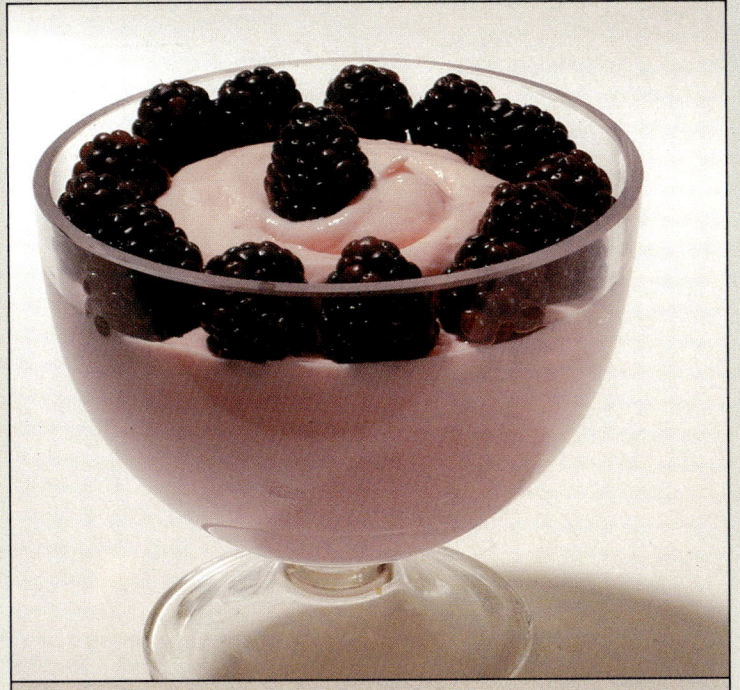

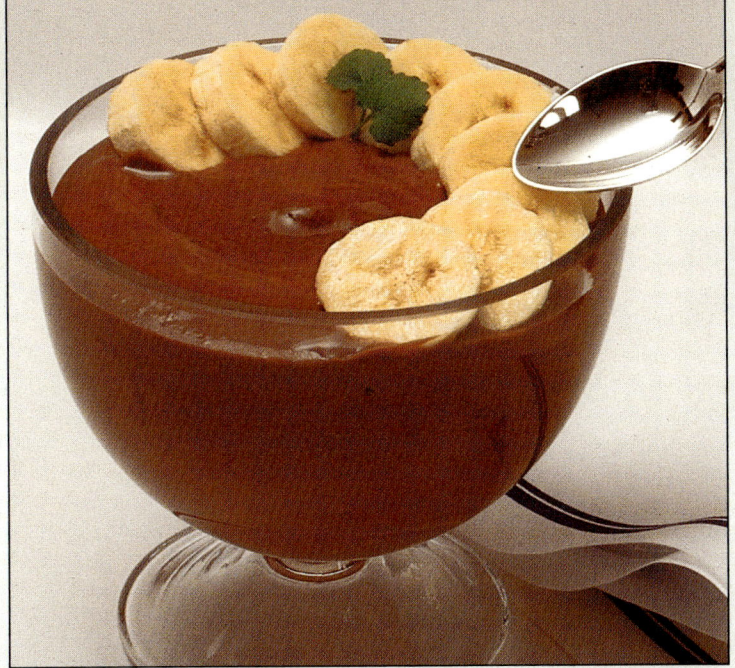

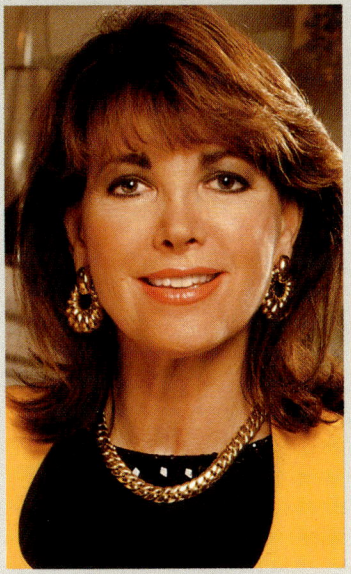

Mein persönlicher Tip:

Kleben Sie ein Foto aus Ihrer schlanken Zeit an die Kühlschrank-Tür. Oder schneiden Sie das Bild einer von Ihnen beliebten Person aus einer Illustrierten und kleben Sie es in die Schranktür.
So haben Sie Ihr ersehntes Ziel stets vor Augen, das spornt an.

Wie schon erwähnt, lassen sich die Creme-Puddings hervorragend mit Früchten variieren. Ihrer Fantasie sind keine Grenzen gesetzt.

Im Bild:

Waldbeercreme mit Brombeeren.
Genau so gut eignen sich Himbeeren, Heidelbeeren, Erdbeeren und halbierte Kirschen.

Schokoladencreme mit Banane.
Varianten: Sharon-Frucht, Ananas, Papaya, Aprikose und Orange.

Finden Sie Ihren eigenen Rhythmus für Ihre Diät! Am besten ist es, wenn Sie sie ohne Pause durchziehen, bis Sie Ihr Wunschgewicht erreicht haben. Manche setzen am Wochenende oder zu bestimmten Gelegenheiten aus. In solchen Fällen ist größte Zurückhaltung geboten. Essen Sie kleine Portionen, Ihr Magen hat sich bereits daran gewöhnt. Und achten Sie in diesem Fall auf Kalorien. Essen Sie Gemüse anstatt Fleischgerichte, Obst anstelle von Süßspeisen - und: meiden Sie Alkohol!
Eines müssen Sie wissen: Je öfter Sie Ihre Diät unterbrechen, um so länger dauert es, bis Sie Ihr Ziel erreichen.

Frühstück:
Siehe Seite 50 und 51.

Zwischenmahlzeit:
1 Grapefruit.
Wußten Sie, daß eine rosa Grapefruit 30 mal mehr Vitamin A hat, als eine gelbe?
Vitamin A stärkt den Körper.

Mittagessen:
Als Entree einen frischen, gemischten Salat.

Wirsingroulade mit Kartoffelbrei und Senfsoße. (für 2 Personen).

1 kleiner Kopf Wirsing	
Salzwasser	
Fleischteig aus:	
125g Rinderhack, Kräutersalz	
1 altes Brötchen, 1 Ei	
1/2 Zwiebel, 1 Teel. Petersilie	
etwas Pfeffer, Basilikum	
Liebstöckel, Thymian, Pfeffer.	
2 Portionen Instant-Kartoffelbrei	
Für die Soße: 1 Eßl. Senf	
1 Pr. Zucker, 3 Eßl. Weißwein.	

Vom Wirsingkohl vier äußere Blätter vorsichtig ablösen, waschen, Mittelrippen abflachen und in Salzwasser halb weichkochen. Fleischteig herstellen, zwei Rollen formen, in die vorbereiteten Wirsingblätter einhüllen und mit Faden umwickeln. In einem Topf mit Dämpfeinsatz etwa 30 Minuten garen. In der Zwischenzeit den Kartoffelbrei und die Senfsoße herstellen. Die Wirsingrollen in Scheiben schneiden und mit Kartoffelbrei und der Senfsoße anrichten. Mit Tropenfrüchten garnieren.

Im Bild: mit Tamarillo.

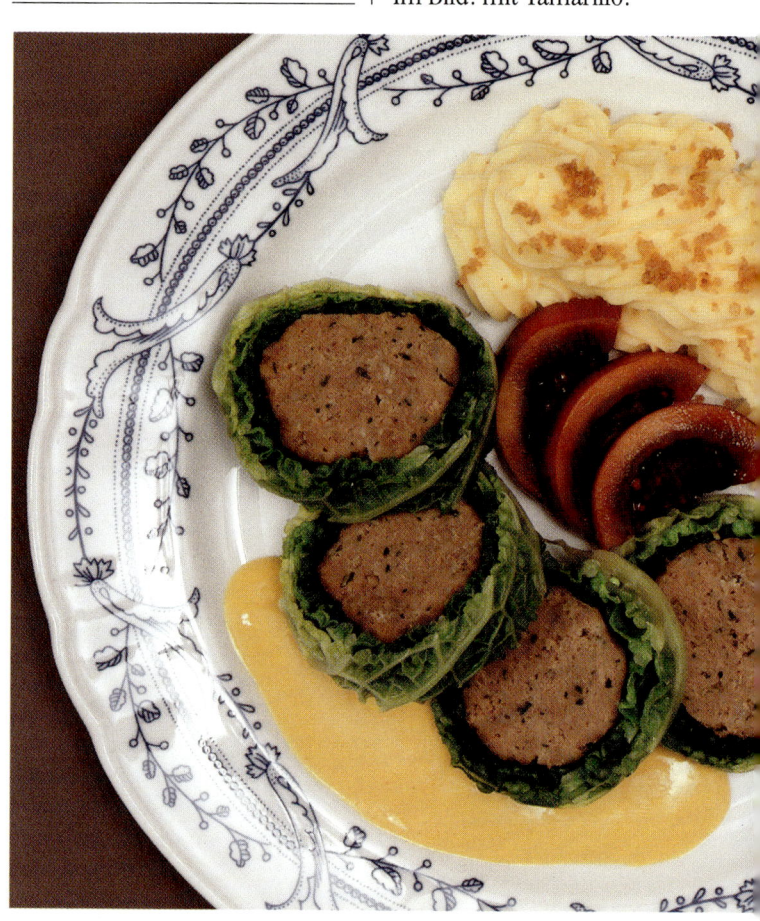

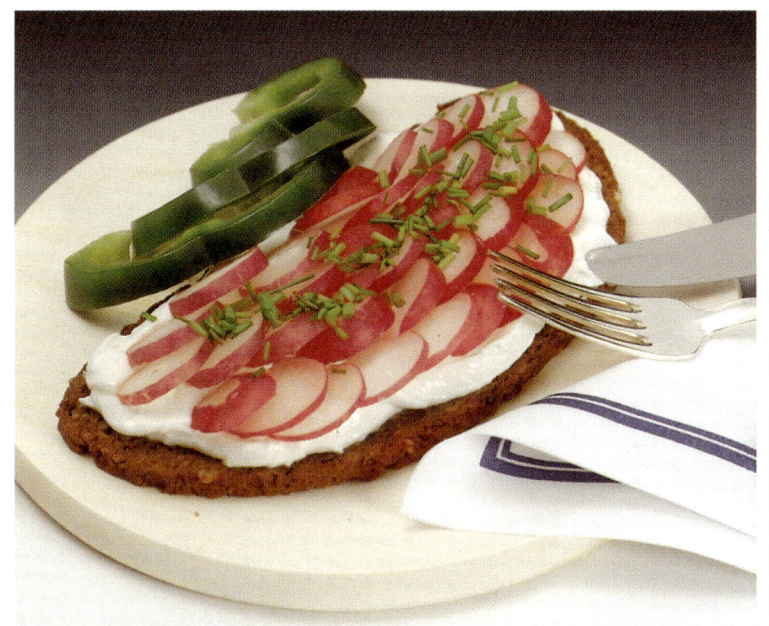

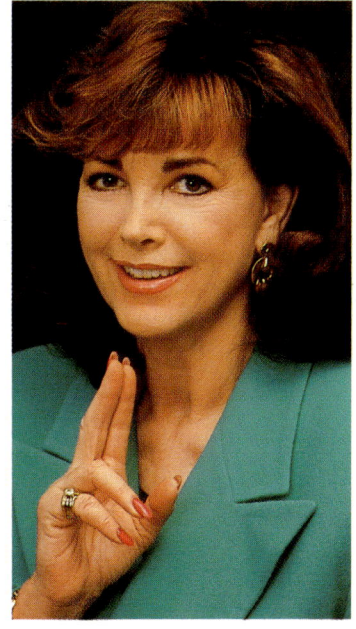

Mein persönlicher Tip:

Essen Sie langsam. Schnell-esser nehmen rund 1/3 mehr Nahrung zu sich, denn das Gehirn braucht etwa 15 Minuten, um eine Sättigung zu registrieren.

Und essen Sie möglichst oft allein. Wenn Sie alleine essen, verzehren Sie 30% weniger, als in Gesellschaft.

Zwischenmahlzeit:

1/2 Honigmelone (Rest von gestern).

Abendessen:

1 Vollkornbrot mit Kräuterquark bestrichen und reichlich mit Radieschen belegt. Dazu 1/2 Paprikaschote und zwei Tassen Kräutertee.

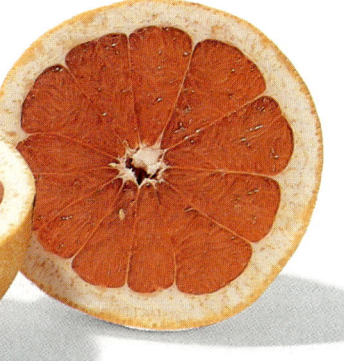

14. Tag: Sonntag

Stellen Sie sich heute wieder auf die Waage. Sicher haben Sie einige Kilos abgenommen und Sie sind Ihrem Ziel zur schlanken Figur ein Stück näher gekommen.

Frühstück:

Suchen Sie sich Ihr Lieblingsfrühstück aus. Sie finden es auf den Seiten 50 und 51.

Zwischenmahlzeit:

Eine mittelgroße Birne oder eine Mandarine.

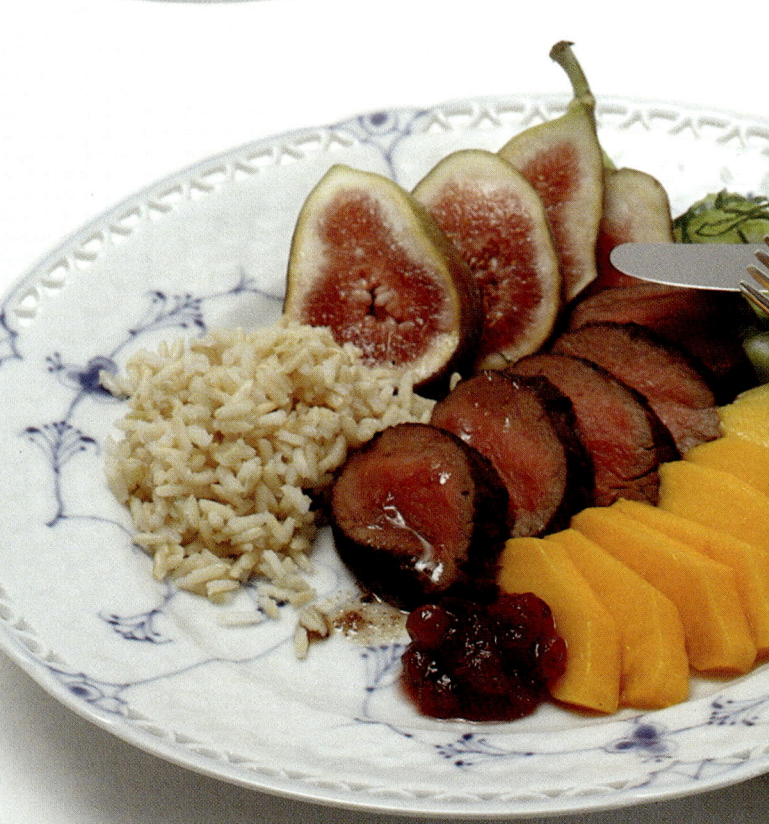

Mittagessen:

Zuvor einen frischen Salat.

Hirschfilet mit Reis und Früchten.

150 g Hirschfilet
etwas Butter zum Braten
Würzmischung aus Kräutersalz
Thymian, Estragon und Pfeffer.
50 g Naturreis
Salzwasser
1 Teel. Preiselbeeren
1 Feige, 1/2 Sharon-Frucht.

Das gut abgelagerte Hirschfilet mit Kräutersalz einreiben und über Nacht im Kühlschrank kalt stellen.
Reis zubereiten. Das Hirschfilet in wenig sehr heißer Butter (in Teflonpfanne) goldbraun braten. Häufig wenden. Nach etwa 5 Minuten aus der Pfanne nehmen, würzen, in Scheiben schneiden und mit Reis, Preiselbeeren und den Früchten servieren.

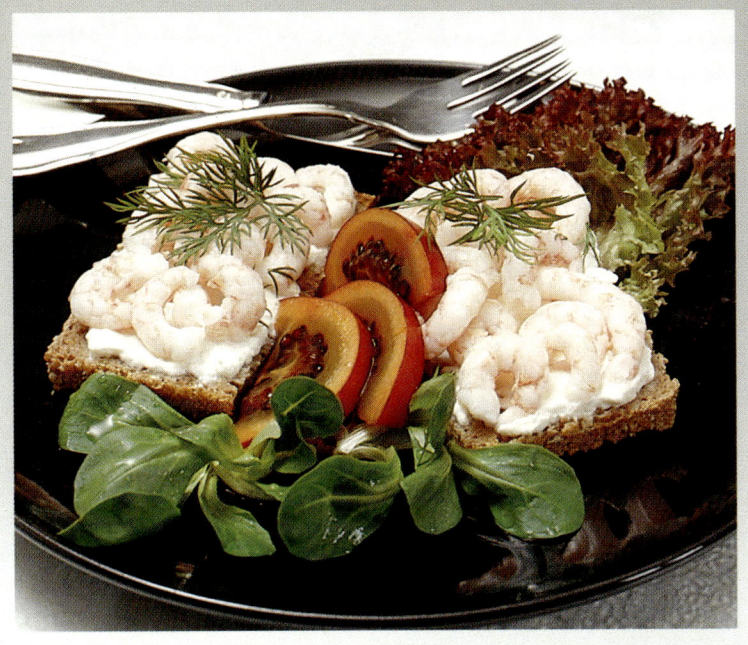

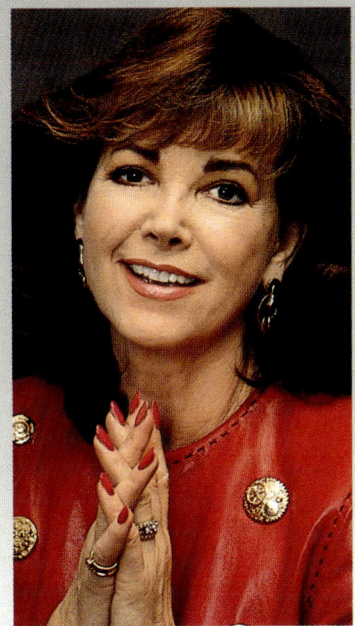

Abendessen:

Zuvor einen frischen Salat.

Vollkornbrot mit Quark und Krabben.

1 Scheibe Vollkornbrot
2 Eßl. Magerquark
2 Eßl. Krabben
Kräutersalz und Früchte.

Den Magerquark mit Kräutersalz und etwas Mineralwasser anrühren, auf das Brot streichen. Krabben darauf geben, das Ganze mit Tropenfrüchten und Salatblättern dekorieren.

Im Bild: Feldsalat und Tamarillo.

Zwischenmahlzeit:

1 Kohlrabi-Knolle in Streifen geschnitten und leicht mit Kräutersalz bestreut.

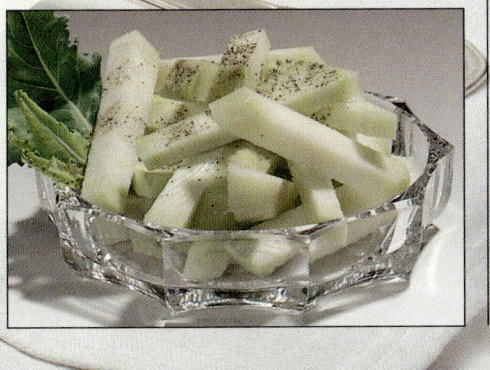

Ich freue mich mit Ihnen und gratuliere, daß Sie so begeistert mitmachen.

Sie haben jetzt richtig Spaß an der Diät gewonnen. Und Ihr Abnehm-Erfolg motiviert Sie zum Weitermachen.

Sie merken schon: Alles wird leichter. Röcke und Hosen zwicken nicht mehr. Sie sollten mal in Modejournalen blättern und sich darüber freuen, daß Sie diese chicen Kleider bald selbst tragen können.

Erzählen Sie Ihren Freunden von Ihren Erfolgen.

Berichten Sie, wieviel Sie schon abgenommen haben. Lassen Sie sich bewundern. Das stärkt Ihr Sebstwertgefühl und gibt Ihnen Kraft und Mut zum Weitermachen in der nächsten Woche.

Salat. Die Extraportion an Enzymen,

Essen sie vor jeder Mahl-
zeit einen appetitlichen,
frischen Salat. Nach Mög-
lichkeit angemacht mit
Zitrone, Kräutern und
ganz wenig Öl (am besten
Sonnenblumen- oder
Distelöl, kalt gepreßt).

Den Salat sollten Sie
immer vor der Haupt-
mahlzeit zu sich nehmen,
denn frischer Salat enthält
wichtige Enzyme und
Vitamine. Er zwingt zu
intensivem Kauen und
aktiviert zudem die natür-
licherweise im Speichel
vorhandenen Enzyme.
Gemeinsam tragen all die-
se Enzyme dazu bei, daß
wichtige Nährstoffe im
Körper besser ausgewertet
werden. Und ein gut mit
Nährstoffen versorgter
Körper ruft nicht ständig
nach neuer Nahrung. Er
ist mit weniger zufrieden.

Wenn Sie Salat essen,
wird zudem die "Hunger-
meldung" ans Gehirn her-
abgesetzt, Sie werden
schneller satt.

Besonders delikat:
Feldsalat
mit exotischen Früchten.

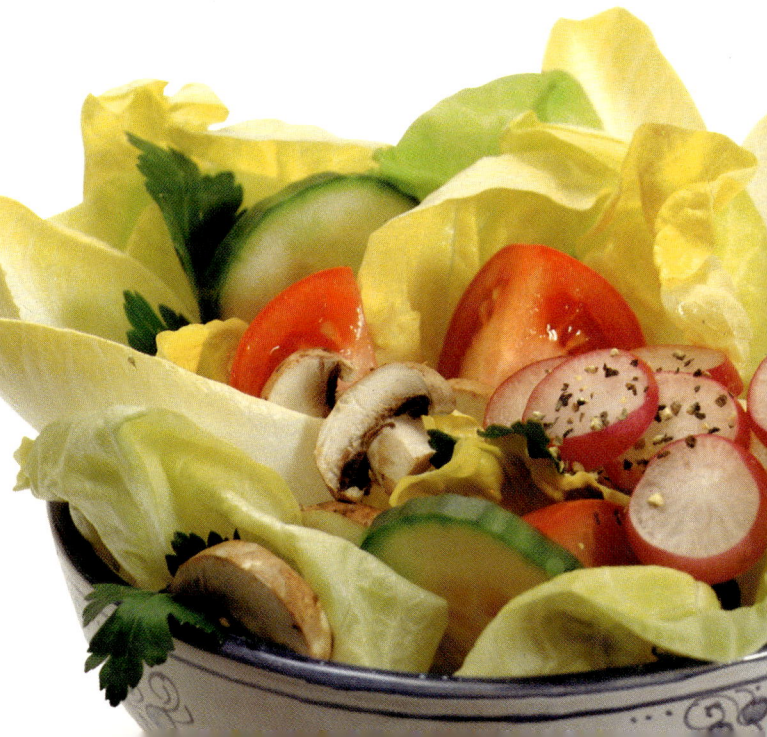

64

Vitaminen, Mineralien und Faserstoffen.

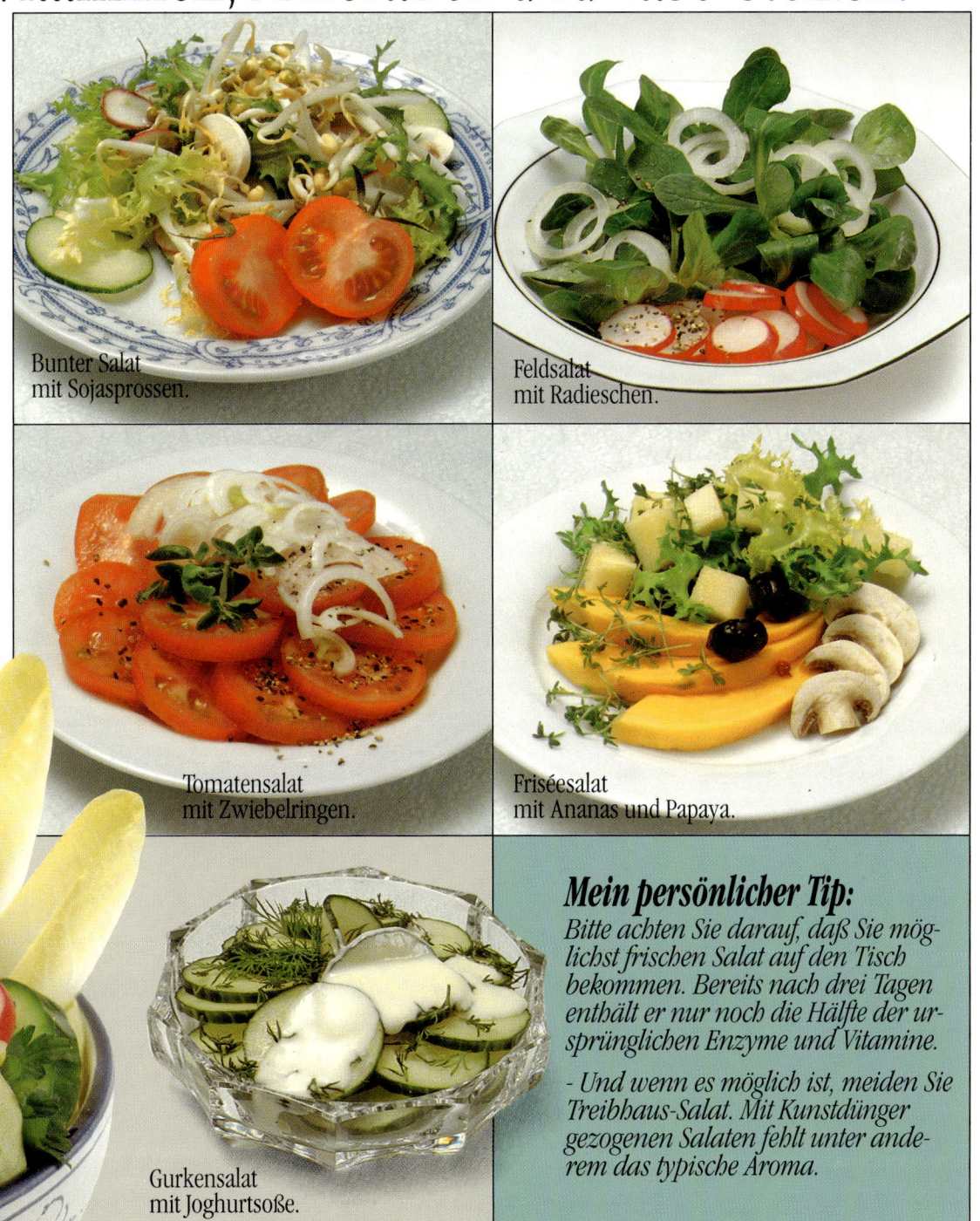

Bunter Salat
mit Sojasprossen.

Feldsalat
mit Radieschen.

Tomatensalat
mit Zwiebelringen.

Friséesalat
mit Ananas und Papaya.

Gurkensalat
mit Joghurtsoße.

Mein persönlicher Tip:

Bitte achten Sie darauf, daß Sie möglichst frischen Salat auf den Tisch bekommen. Bereits nach drei Tagen enthält er nur noch die Hälfte der ursprünglichen Enzyme und Vitamine.

- Und wenn es möglich ist, meiden Sie Treibhaus-Salat. Mit Kunstdünger gezogenen Salaten fehlt unter anderem das typische Aroma.

Wenn der Hunger zu groß wird ...

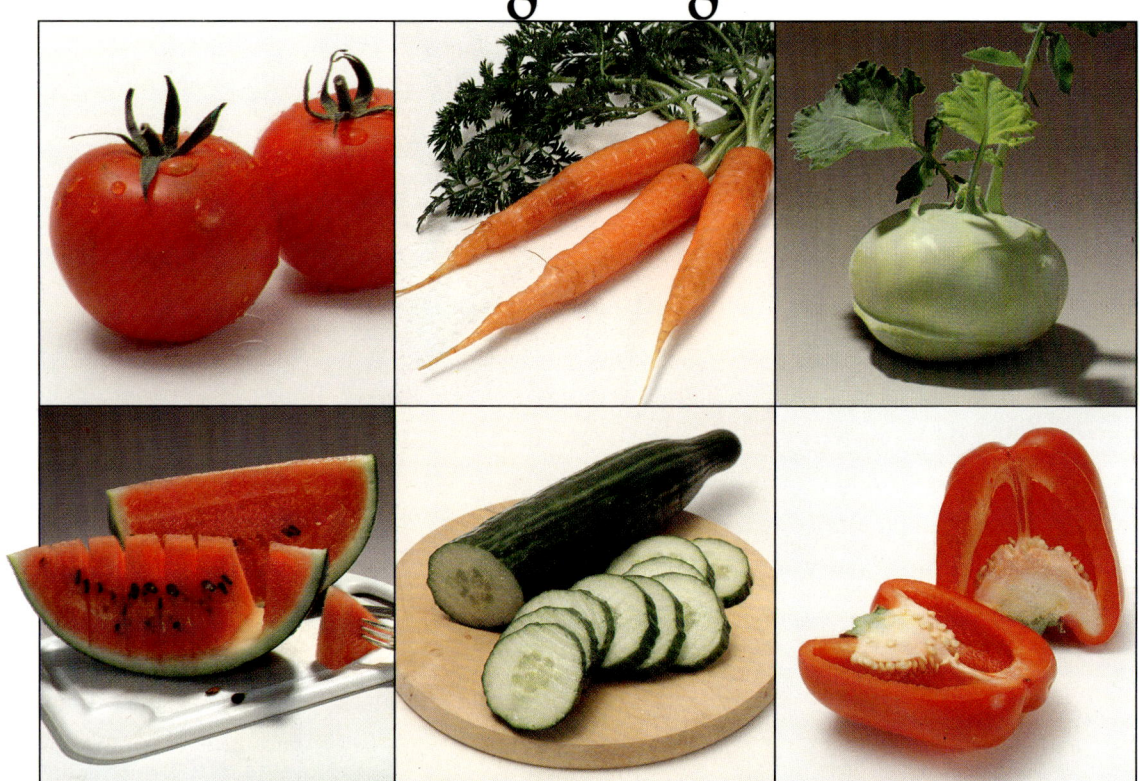

Was tun, wenn man schwach geworden ist?

Werfen Sie bloß nicht gleich die Flinte ins Korn, wenn mal die Naschsucht mit Ihnen durchgegangen ist. Oder wenn Sie gar ein paar Tage aus Ihrer Diät ausgebrochen sind! Rufen Sie sich in Erinnerung, was sie eigentlich erreichen wollten.
Und dann wiederholen Sie die Diätwoche, in der Sie schwach geworden sind. Danach machen Sie nach Programm weiter. Ich sage Ihnen: Sie schaffen es!

Bei meiner Enzym-Diät brauchen Sie nicht zu hungern. Sie müssen auch keinen Nährstoffmangel befürchten, denn diese Diät ist ausgewogen aufgebaut.

Dennoch kann es sein, daß Sie trotz der fünf täglichen Mahlzeiten zwischendurch Appetit bekommen, denn Übergewichtige haben häufig einen ausgedehnten Magen, der nur ganz allmählich wieder auf die Normalgröße zurückschrumpft. Bis es so weit ist, gibt er ständig Signal, daß er etwas zu tun haben,

daß er gefüllt werden will. Wenn dieses Signal kommt, dann greifen Sie nicht zu Dickmachern wie Schokolade, Wurst, Käse oder Pizza. Essen Sie lieber ein paar Karotten, Tomaten, ein paar Scheiben Salatgurke, 1/4 Melone, eine geputzte, rohe Paprikaschote, eine halbe Kohlrabiknolle oder eine Portion rohes Sauerkraut. Solche Happen nehmen Sie bitte auch als Ersatz für die sonst so übliche Fernsehknabberei - denn von Erdnüssen, Chips oder Sticks muß ich strikt abraten.

Kaudrops:
Die Hungerbremse.

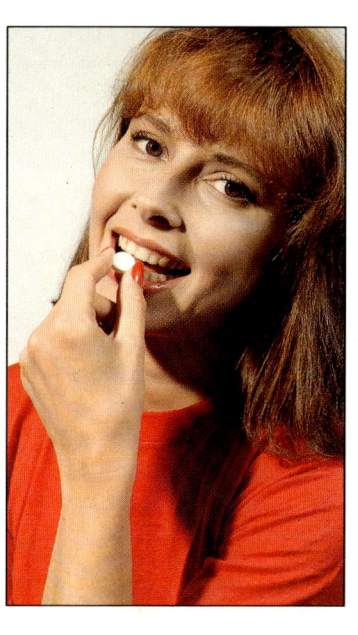

Ideal für unterwegs, am Arbeitsplatz, im Kino und auf Parties: wenn Sie die Gier nach Süßem überfällt, greifen Sie nicht nach Pralinen oder Bonbons. Greifen Sie zu TRI-S-ZYM + 10B-Kaudrops. Vor allem zu Beginn Ihrer Diät, wenn Ihr Magen noch die früheren großen Portionen gewöhnt ist, nehmen Sie am besten vor jeder Mahlzeit 3 bis 6 Ballaststoff-Kaudrops, dann ist der größte Hunger schon weg.

Ihr Appetit ist zum Teil gestillt. Die faserstoffreichen Kaudrops quellen nämlich im Magen auf, geben Sättigungssignale ans Gehirn, Ihr Hunger geht zurück. Die Kautabletten enthalten Fruchtpulver aus Ananas und Papaya, Apfelpektin, wichtige Vitamine und Enzyme – und sie nehmen die Lust auf Süßes! Am besten haben Sie immer einen Vorrat in Ihrer Handtasche. Oder im Auto.

Gönnen Sie sich zwischendurch einen herzhaften Genuß!

Die Zwischenmahlzeit, die köstlich schmeckt und wenig Kalorien bringt: Von Tri-S-Zym gibt es drei Spezialsuppen, die richtig schön sättigen und pro Teller nur 60 Kalorien haben: Tomatensuppe, Champignonsuppe und Gemüsesuppe. Für die Suppen werden ausschließlich beste Zutaten verwendet, zum Kochen brauchen Sie nur 5 Minuten. Man kann übrigens die Suppen auch gut variieren. Geben Sie zum Beispiel zwei bis drei frische, in dünne Scheiben geschnittene Champignons in die Champignonsuppe (siehe Abbildung). Dekorieren Sie die Tomatensuppe üppig mit Schnittlauch, die Gemüsesuppe mit einem Eßlöffel frischer Petersilie.

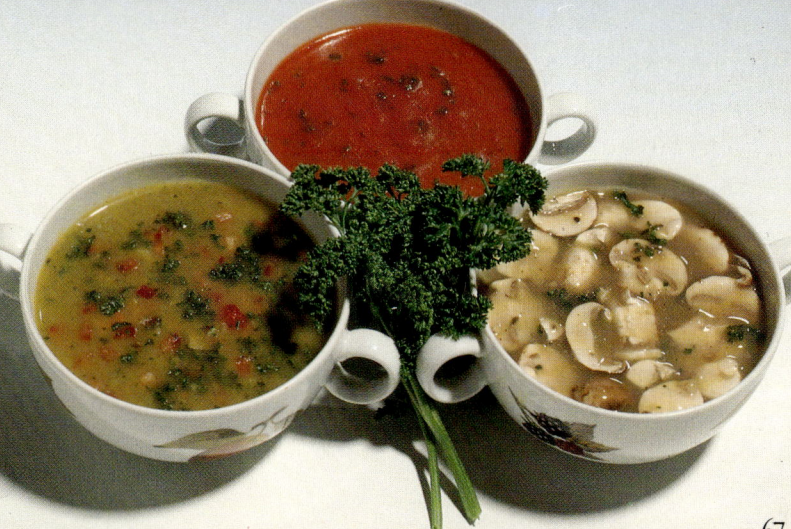

3. Woche

TRI-S-ZYM-Tag.

Heute gibt es wieder 5 Creme-Shakes. Ernähren Sie sich ausschließlich davon.

TRI-S-ZYM Creme-Shakes sind amtlich anerkannte Schlankmacher, gelten nach der deutschen Lebensmittelverordnung als Produkt der Gruppe 14a. Das bedeutet: Man kann sich längere Zeit ausschließlich von ihnen ernähren und bleibt dennoch gesund, leistungsfähig und gut gelaunt.

Sie haben lebenswichtige Nährstoffe, Vitamine, Mineralien, Spurenelemente, Proteine und Enzyme, die der Organismus täglich braucht.

TRI-S-ZYM Creme-Shake ist deshalb die Basis für meine Enzym-Diät. Sie nehmen ab und fühlen sich immer wohler.

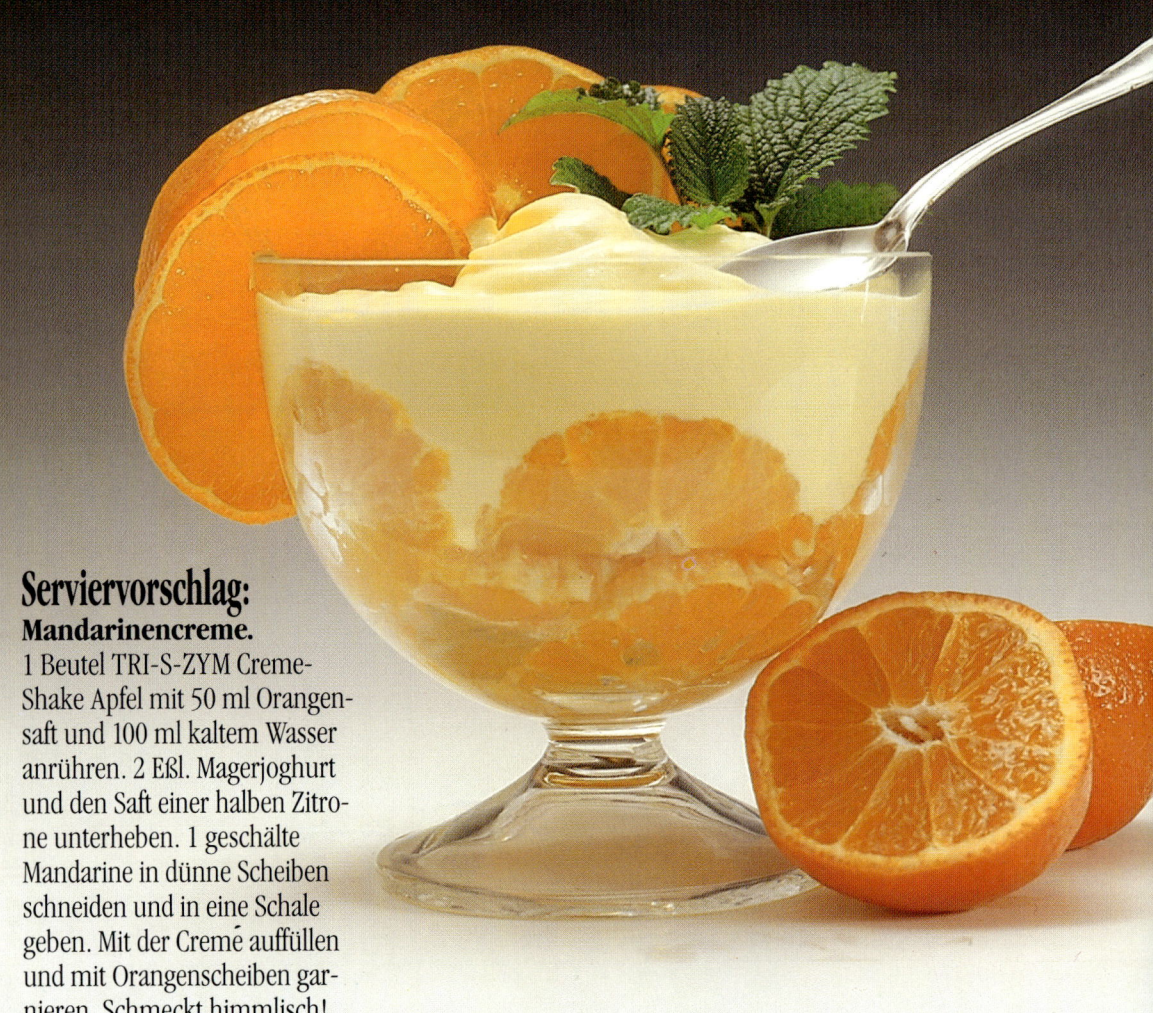

Serviervorschlag:
Mandarinencreme.

1 Beutel TRI-S-ZYM Creme-Shake Apfel mit 50 ml Orangensaft und 100 ml kaltem Wasser anrühren. 2 Eßl. Magerjoghurt und den Saft einer halben Zitrone unterheben. 1 geschälte Mandarine in dünne Scheiben schneiden und in eine Schale geben. Mit der Creme auffüllen und mit Orangenscheiben garnieren. Schmeckt himmlisch!

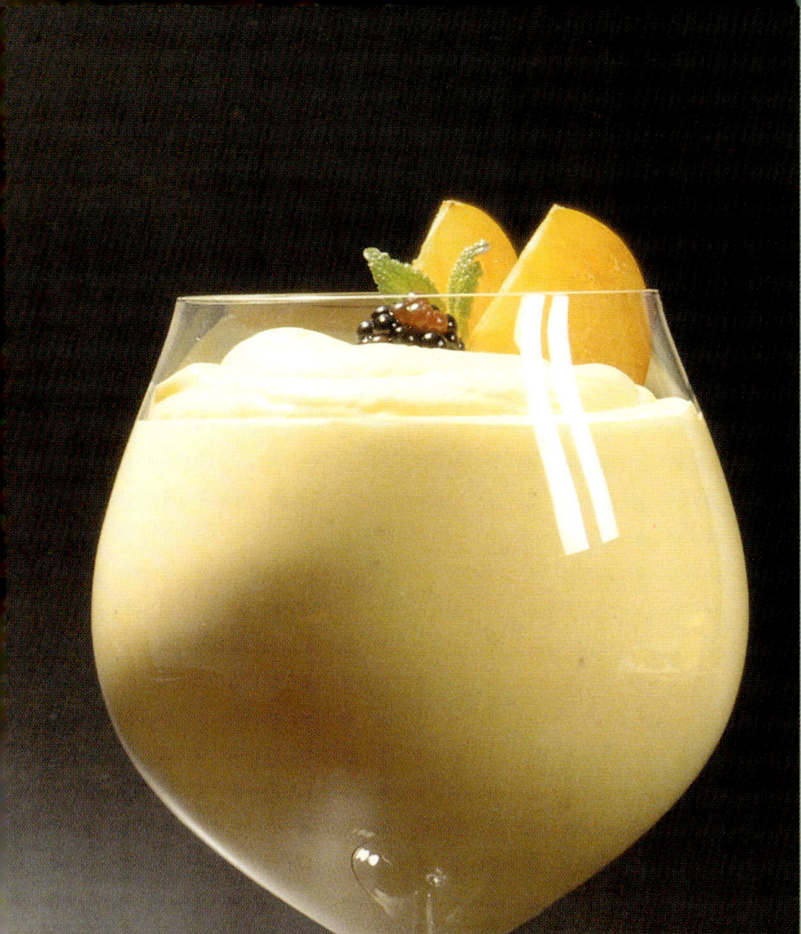

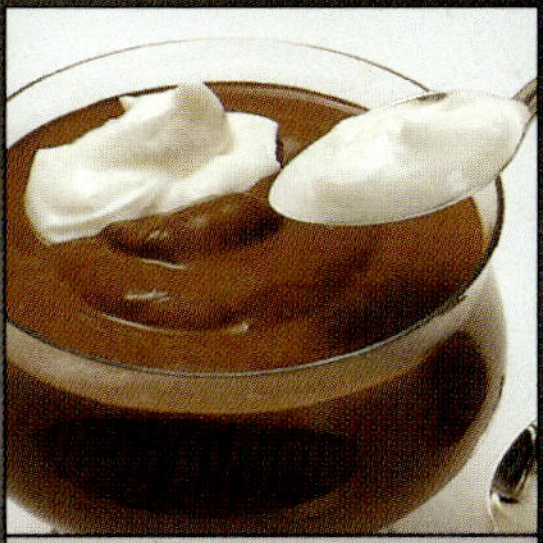

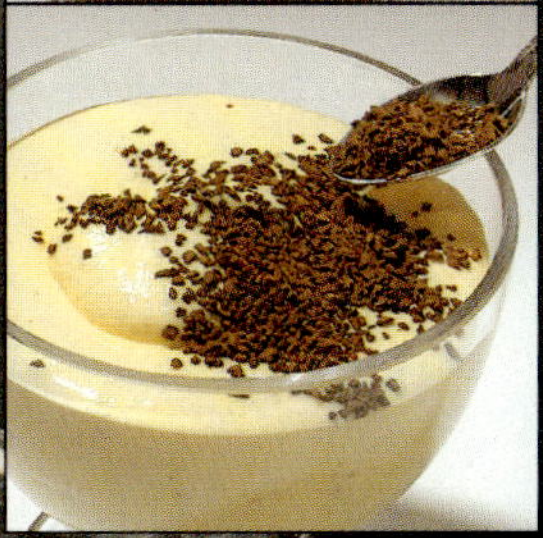

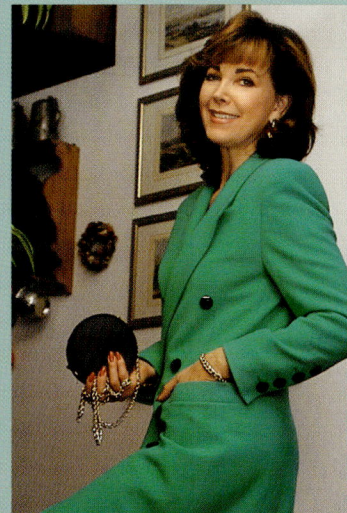

*Bei meiner Enzymdiät
brauchen Sie keine Kalorien
zu zählen und es gibt kein
peinlich genaues Abwiegen.*

*Richten Sie sich einfach
nach dieser Mengentabelle:*

	Menge	Gewicht
Ananas	1 Scheibe	35 g
Apfel, mittelgroß	1 Stück	55 g
Banane, klein	1 Stück	100 g
Birne, mittelgroß	1 Stück	70 g
Brötchen	1 Stück	40 g
Butter	1 Teelöffel	5 g
Ei, Klasse 4	1 Stück	58 g
Grapefruit	1 Stück	250 g
Haferflocken	1 Eßlöffel	10 g
Honig	1 Teelöffel	15 g
Kaffeesahne	1 Teelöffel	5 g
Kiwi	1 Stück	90 g
Knäckebrot	1 Scheibe	10 g
Kohlrabi, mittelgroß	1 Stück	200 g
Magerjoghurt	1 Eßlöffel	30 g
Magerquark	1 Eßlöffel	30 g
Mandarine, mittelgroß	1 Stück	70 g
Marmelade	1 Teelöffel	20 g
Mehl	1 Teelöffel	5 g
Orange, groß	1 Stück	200 g
Reis, gekocht	1 Eßlöffel	30 g
Tomate, groß	1 Stück	50 g
Vollkornbrot	1 Scheibe	50 g
Weizenkeime	1 Eßlöffel	5 g
Zucker	1 Teelöffel	5 g

Serviervorschlag: Vanillecreme.
1 Beutel TRI-S-ZYM Creme-
Shake Vanille mit 150 ml Wasser
und 2 Eßl. Magerquark
anrühren. In ein Partyglas füllen
und mit Früchten garnieren.

Wenn Sie strecken wollen, oder
wenn Ihnen die Cremespeise zu
süß erscheint, geben Sie 2 Eßl.
Magerquark dazu.

Moccacreme:
Streuen Sie einfach 1 bis 2 Eßl.
Nescafé in Ihre Schokoladen-
oder Vanillecreme.

Meine Enzym-Diät ist besonders praktisch für alle, die Tag für Tag arbeiten. Die Mahlzeiten können ausgetauscht werden. Das heißt: Sie dürfen die Hauptmahlzeit auch abends essen.
Halten Sie sich bitte konsequent an die vorgegebenen Tagesmengen - und sehr wichtig: essen Sie Obst, Rohkost, Salate immer roh! Sie wissen ja, Hitze ist der Tod aller Enzyme.

Frühstück:
Siehe Seite 50 und 51.

Zwischenmahlzeit:
1 Papaya.

Mittagessen:
Als Entree einen frischen Salat.

Pfeffersteak mit grünen Bohnen und Ananas.

150 g Rinderfilet
1 Eßl. Öl, Kräutersalz
schwarzen Pfeffer, grob geschrotet
100 g grüne Bohnen
Petersilie
2 Scheiben Ananas roh.

Das Steak kalt abbrausen und abtrocknen. Alle Häutchen und Fettränder abschneiden. Das Fleisch beidseitig mit Öl bepinseln, Bohnen im Dampftopf in 15 bis 20 Minuten garen. Mit Kräutersalz Pfeffer und Petersilie würzen.
Das Steak bei anfänglich starker, dann reduzierter Hitze beidseitig jeweils 5 Minuten braten.
Mit Kräutersalz und viel grob geschrotetem Pfeffer würzen. Auf vorgewärmtem Teller mit der gewürfelten Ananas anrichten.

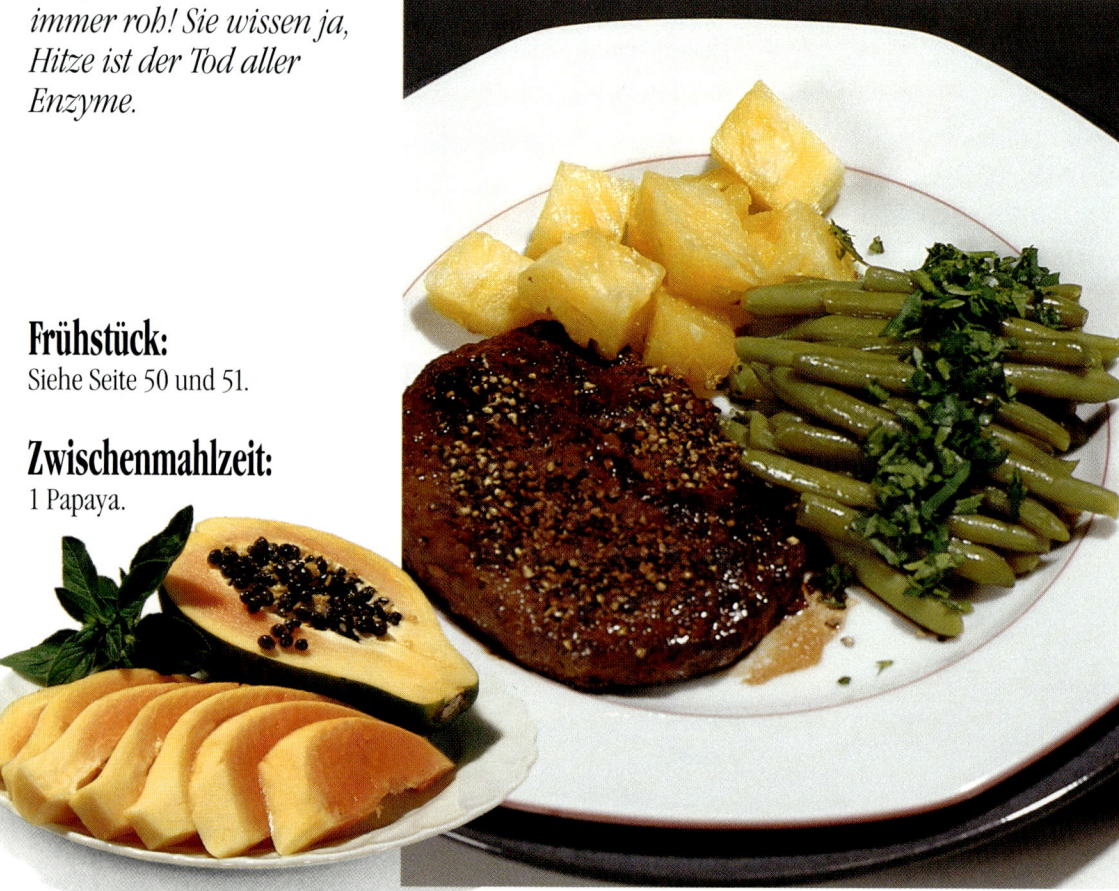

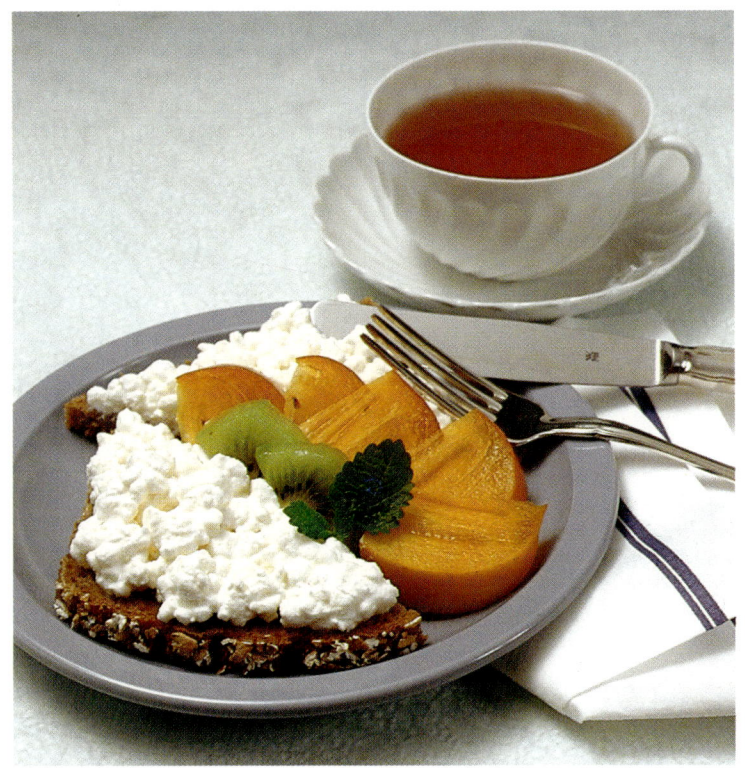

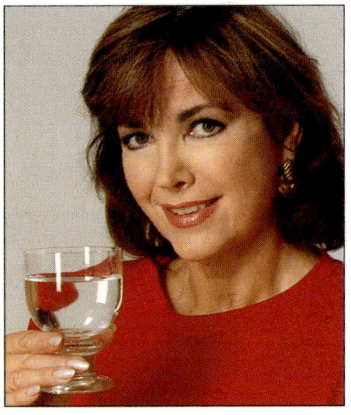

Zwischenmahlzeit:

Ein Bund Radieschen.

Abendessen:

Vorweg einen frischen Salat.

Vollkornbrot mit Frischkäse und Früchten.

1 Scheibe Vollkornbrot
2 Eßlöffel körniger Frischkäse
1 Sharon-Frucht, 1/2 Kiwi.

Vollkornbrot mit gewürztem Frischkäse belegen, dazu exotische Früchte und 2 Tassen Tee ohne Zucker.

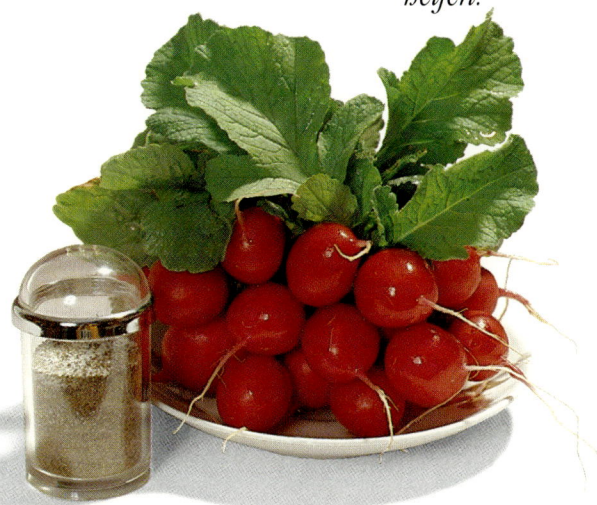

Zaubern Sie eine himmlische Eiscreme

TIR-S-ZYM-Tag.
Wenn Sie eine Eismaschine besitzen, können Sie zu jeder Jahreszeit Ihre Creme-Shakes als Eiscreme servieren.
Für zwei Portionen Eis brauchen Sie 1 Beutel TRI-S-ZYM Creme-Shake und 300 ml Wasser. Sonst nichts.
Wie Ihre Eismaschine funktioniert, steht in der Gebrauchsanleitung.

Ernähren Sie sich heute ausschließlich von TRI-S-ZYM Creme-Shake. Es gibt 5 Mahlzeiten über den Tag verteilt. Wählen Sie zwischen Cremespeisen, Shakes und Eiscreme.

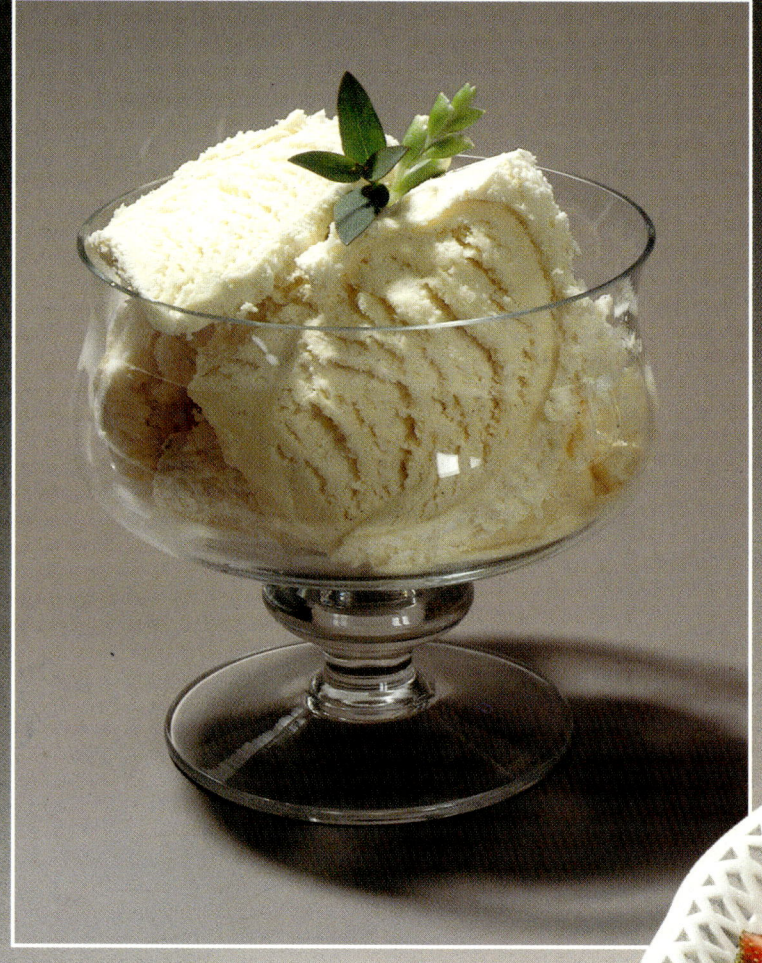

Vanilleeis:
1 Beutel TRI-S-ZYM Creme-Shake Vanille mit 300 ml Wasser anrühren, in die Eismaschine geben.

Waldfrucht-Eiscreme:
1 Beutel TRI-S-ZYM Creme-Shake Waldbeere mit 300 ml Wasser und 100 g zerkleinerten Beeren mengen und in die Eismaschine geben.

Schokoladeneis:
1 Beutel TRI-S-ZYM Creme-Shake Schoko mit 300 ml Wasser vermengen, in der Eismaschine erkalten lassen.

Tropic-Eiscreme:
1 Beutel TRI-S-ZYM Creme-Shake Apfel mit 300 ml Wasser 1/4 zerkleinerte Ananas und 2 Eßl. Zitronensaft anrühren. In der Eismaschine weiterverarbeiten.

für Sie und Ihre Gäste.

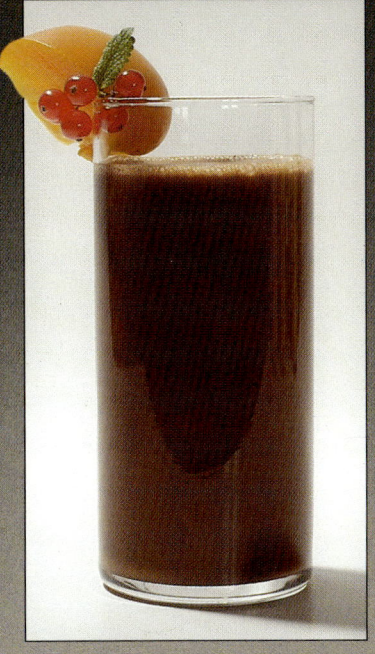

...Und als Begrüßungs-cocktail für Ihre Gäste: Schokoladen-Shake.

1 Beutel TRI-S-ZYM Creme-Shake Schoko mit 200 ml Wasser anrühren und mit zerkleinerten Eisstückchen servieren.

Früchteteller mit Waldfrucht-Eiscreme:

200 g halbierte Erdbeeren, mit einer Kugel Waldfrucht-Eiscreme und 1/2 Portion Vanille-Shake.

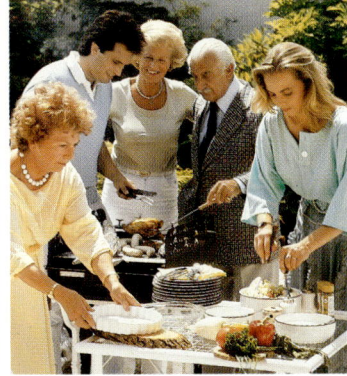

Ein Wort zu Einladungen und Parties.

Meine Diät ist keine Geschichte, die hinter verschlossenen Türen passieren muß. Also bleiben sie aktiv und "mitten im Leben" - geben Sie Einladungen, besuchen Sie Feste und Parties.

Aber seien Sie sich stets bewußt, was sie essen und trinken. Kontrollieren Sie sich und fallen Sie nicht in alte Eßgewohnheiten zurück! Halten Sie sich beim Essen an Salate, Gemüse, mageres Fleisch und meiden Sie Soßen, gebundene Suppen und Süßspeisen. Lassen Sie sich von niemandem zum Trinken nötigen. Außer einem Glas Weißwein ist Alkohol während der Diät tabu! Überflüssig zu erwähnen, daß Chips, Nüsse und Salzbrezeln gemieden werden sollten.

Denken Sie an Ihren bisherigen Schlankerfolg, tun Sie sich nichts an, was Ihnen schaden könnte, denn die Konsequenzen müssen allein Sie tragen.

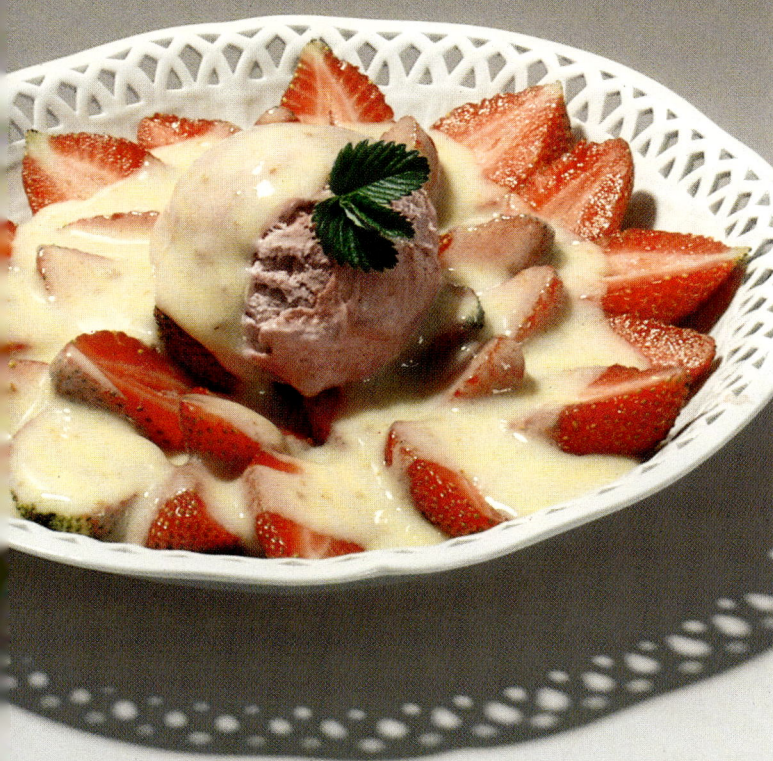

Das Ziel der Enzym-Diät ist, Sie wieder ins Gleichgewicht zu bringen. Körperlich, geistig, seelisch.

Schrauben Sie aber Ihre Ziele nicht zu hoch. Nicht jeder Frau sind die Idealmaße einer Schönheitskönigin in die Wiege gelegt worden und nicht jeder Mann kann ein Adonis sein.

Streben Sie Ihr Idealgewicht - das Gewicht an, das zu Ihnen paßt, das Sie am vorteilhaftesten aussehen läßt, mit dem Sie sich wohl fühlen.

Bei der Enzym-Diät erhalten Sie die für Sie am besten geeignete Nahrung und schließlich auch das für Sie am besten geeignete Gewicht.

Mittagessen:

Vorweg ein frischer, gemischter Salat.

Penne mit pikanter Tomatensoße und Ananas.

| 50 g Nudeln, Salzwasser |
| 2 ganze Tomaten, Öl |
| Tomatenmark, 1 Knoblauchzehe |
| 1 Zwiebel, Kräutersalz |
| etwas geräucherter Speck |
| Thymian, Basilikum, Tabasco |
| 1 Scheibe Ananas. |

Zwiebeln, Knoblauchzehe und Speck klein schneiden und mit wenig Öl in einer Teflonpfanne anbräunen.

Inzwischen Salzwasser für die Nudeln aufsetzen, Nudeln in das kochende Wasser geben und etwa 8 Minuten "al dente" kochen.

Die Tomaten mit kochendem Wasser überbrühen, Haut abziehen. Die in Achtel geschnittenen Tomaten zusammen mit angebräunter Zwiebel, Knoblauch und Speck erhitzen und mit Tomatenmark und etwas Kräutersalz ergänzen. Mit Thymian, Basilikum und einem Tropfen Tabasco würzen. Dazu Ananasviertel.

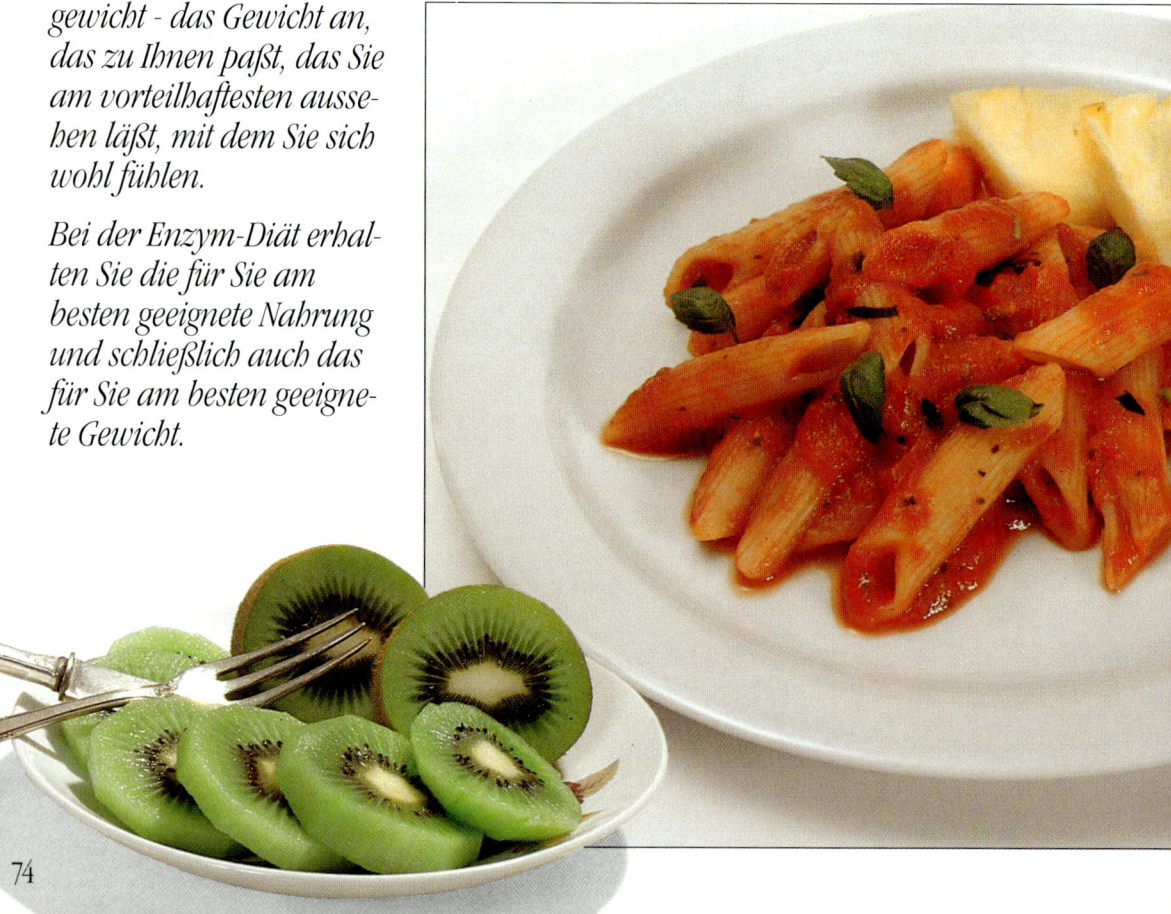

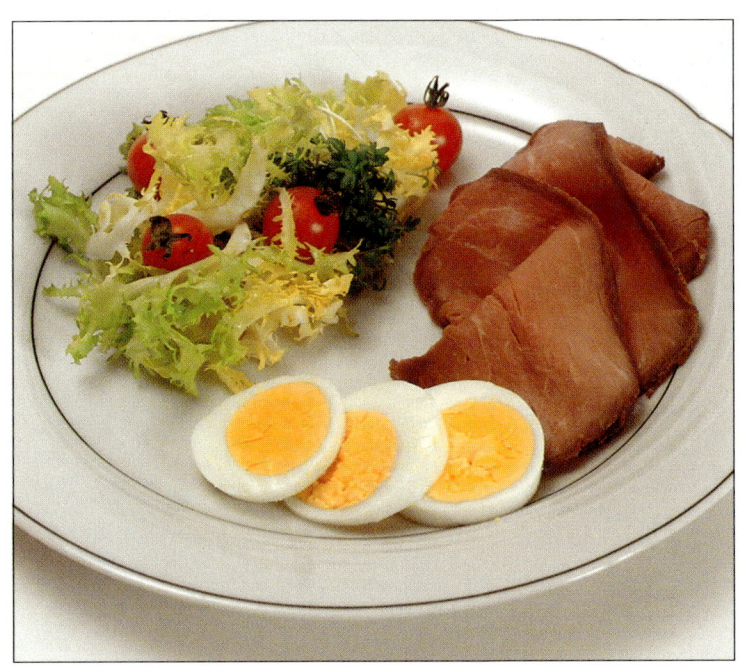

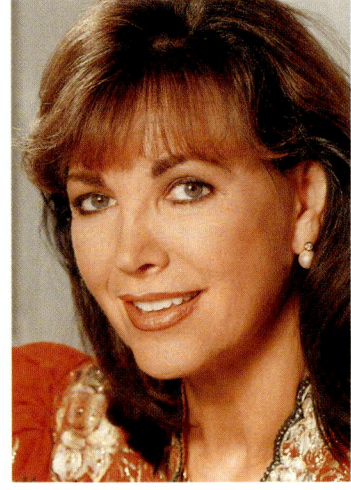

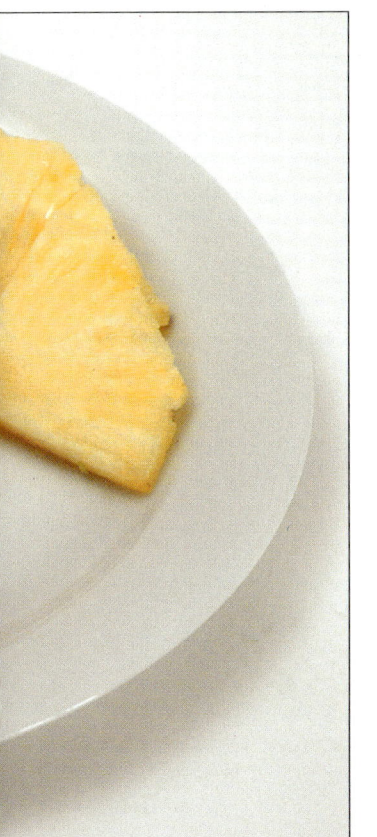

Frühstück:
Wählen Sie zwischen sieben Frühstücken Seite 50 und 51.

Zwischenmahlzeit:
1 Kiwi, in Scheiben geschnitten oder 1 mittelgroßer Apfel.

Abendessen:
Zuerst ein frischer Salat. Ein hartgekochtes Ei mit zwei Scheiben Roastbeef. Dazu zwei Tassen Tee ohne Zucker.

Mein persönlicher Tip:
Achten Sie beim Kauf von Nudeln darauf, ob Eier zugesetzt wurden. Vollkornnudeln ohne Ei haben mehr Ballaststoffe und weniger Kalorien.
Und: kaufen Sie nie mehr ein, als Sie für einen Diättag brauchen. Damit Sie nicht in Versuchung kommen.

Zwischenmahlzeit:
Zwei Karotten, geraspelt und mit ein paar Tropfen Zitronensaft und Öl angemacht.

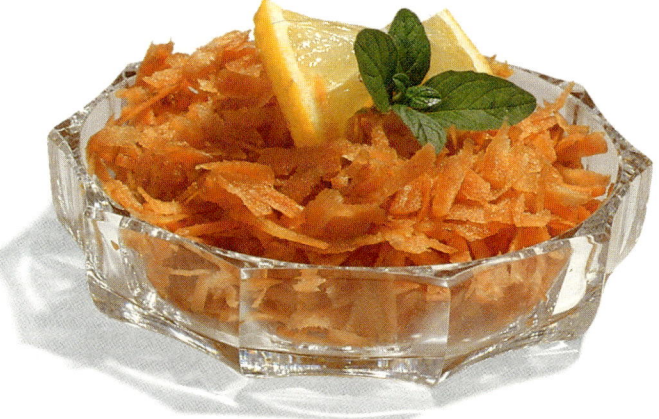

Sie haben bereits ganz schön abgenommen. Ob es 2, 4, 6 oder mehr Kilogramm sind, hängt von verschiedenen Faktoren ab. Von Ihrem Ausgangsgewicht, Ihrem Grundumsatz, Ihren körperlichen Aktivitäten, Ihrer körpereigenen Ezymproduktion und nicht zuletzt: von Ihrer Willenskraft, die Diät konsequent durchzuziehen.

Sie sollten den 2. Teil dieses Buches ab Seite 32 nochmal durchlesen.

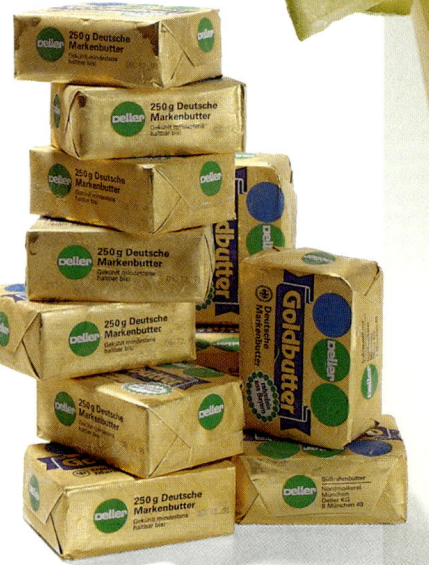

Das sind 3 Kilo Fett!

Wieviel haben Sie bis jetzt abgenommen?

TRI-S-ZYM-Tag.

Heute gibt es wieder 5 Creme-Shake-Mahlzeiten. Wählen Sie zwischen den verschiedenen Geschmacksvarianten, es gibt so viele Möglichkeiten, die Cremespeisen oder die Shakes zuzubereiten. Mir fallen immer wieder neue Rezepte ein. Lassen auch Sie Ihrer Phantasie freien Lauf.

Zitronencreme:

1 Beutel TRI-S-ZYM Creme-Shake Apfel mit 120 ml Wasser, 2 Eßlöffel Magerjoghurt und dem Saft 1/2 Zitrone anrühren. Mit Zitronenscheiben und Zitronenmelisse servieren.

Erdbeercreme:

1 Beutel TRI-S-ZYM Creme-Shake Waldbeere mit 100 ml kaltem Wasser, 200 g pürierten Erdbeeren, 2 Eßlöffeln Magerjoghurt und 1 Teelöffel Zitronensaft anrühren, mit halbierter Erdbeere garnieren.

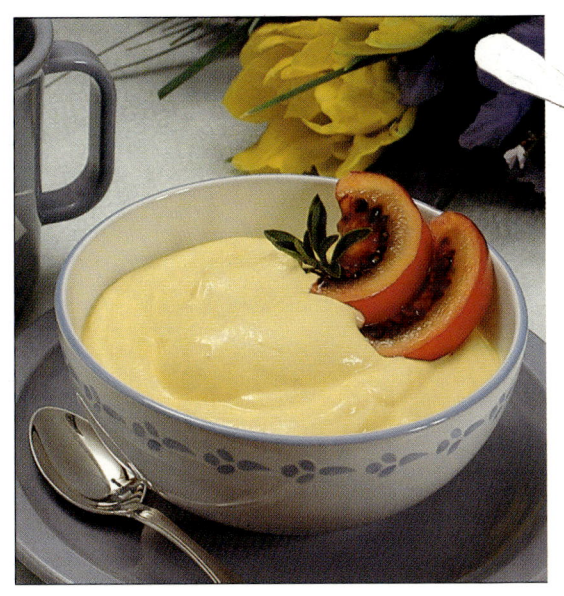

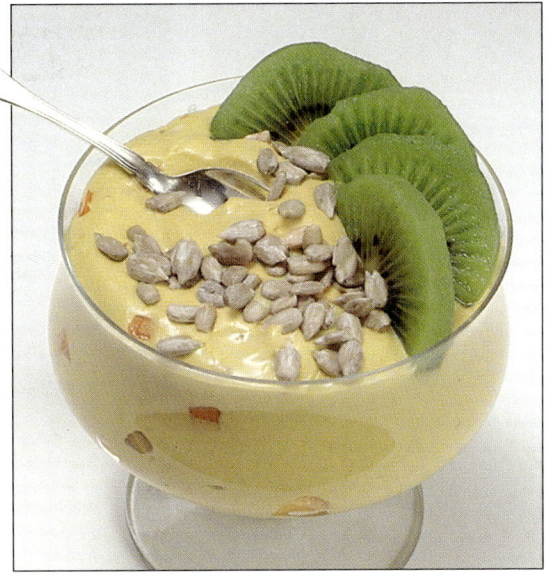

Ananascreme:

Eine Ananasscheibe mit Hand-
mixer zerkleinern. Aus 1 Beutel
TRI-S-ZYM Creme-Shake Apfel,
120 ml Wasser, 2 Eßlöffel Magerjoghurt und 1 Teelöffel Zitronensaft die Creme anrühren, das
Ananaspüree unterheben. Mit
exotischen Früchten garnieren.

Kiwicreme:

1 Beutel TRI-S-ZYM Creme-
Shake Apfel mit 120 ml kaltem
Wasser, 2 Eßlöffel Magerjoghurt,
einer zerdrückten Kiwi und
1 Teelöffel Zitronensaft anrühren. Mit Kiwischeiben und
einigen Sonnenblumenkernen
dekorieren.

Mein persönlicher Tip:

*Bei meiner Enzym-Diät lau-
fen Stoffwechsel und Verdauung auf Hochtouren. Das
bewirken die Enzyme, die in
den TRI-S-ZYM Creme-Sha-
kes, in den Früchten, im
Salat, in Rohkost stecken.
Kaufen Sie niemals unreifes
Obst. Bei unreifen Früchten
haben sich Nährstoffe und
Enzyme noch nicht voll entwickelt. Außerdem konnten
sie ihr volles Aroma noch
nicht entfalten.
Eine reife Ananas erkennen
Sie am intensiven Duft. Das
Fruchtfleisch muß auf leich-*

*ten Fingerdruck nachgeben
und die Blättchen am Schopf
sollten sich leicht lösen.
Eine Papaya ist reif, wenn
die Farbe gelblich-grün ist
und die Frucht auf leichten
Fingerdruck nachgibt.
Die Mango ist rötlich-gelb
und gibt ebenfalls auf leichten Fingerdruck nach.
Der "Fingertest" gilt ebenfalls
für Kiwi, Sharon-Frucht und
Melone. Früchte, die mit der
Schale verzehrt werden, sollten Sie, da sie meistens stark
behandelt werden, gründ-
lich waschen.*

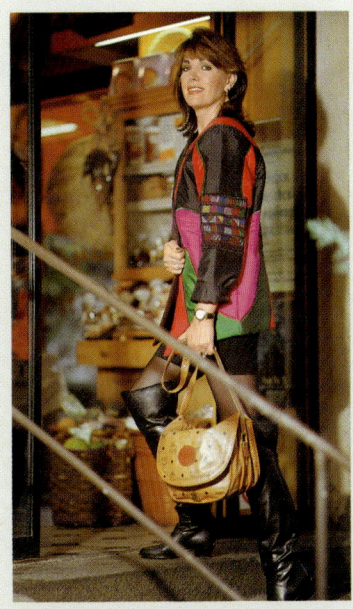

Über Ihren Diät-Erfolg können Sie sich nur halb so freuen, wenn sich Ihre Haut nicht schnell genug den neuen Verhältnissen anpassen kann.

Gerade während und nach einer Diät kommt es oft vor, daß die Haut schlaff und welk wird, weil sie sich nicht so schnell zusammenzieht, wie der Körper seine Fett-polster abbaut.

Vor allem Frauen sind von diesem Problem be-troffen, sie haben nämlich im Vergleich zu Männern ein lockeres Bindegewebe. Fettzellen haben mehr Platz sich auszudehnen, und es sammelt sich leich-ter Gewebeflüssigkeit an. Das sorgt für zusätzliche Pölsterchen.

Was Sie dagegen tun kön-nen, lesen Sie auf den Sei-ten 114 bis 117.

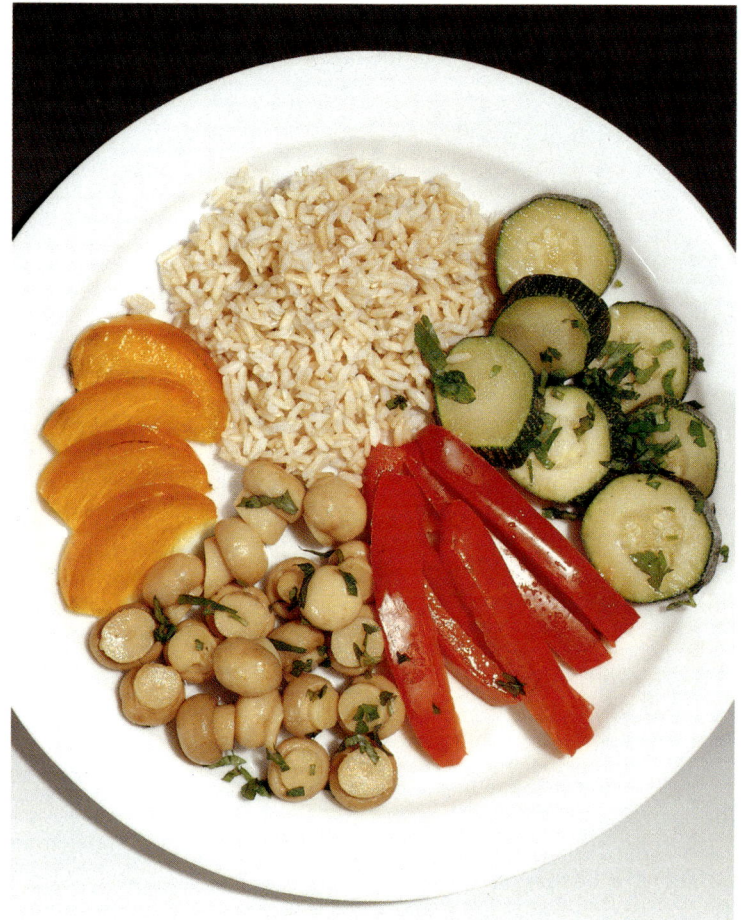

Frühstück:
Siehe Seite 50 und 51

Mittagessen:
Vorweg ein frischer Salat.

Bunter Reisteller.

50 g Naturreis
250 g Champignons
1 Zucchini, 1 rote Paprikaschote
1/2 Sharon-Frucht, Petersilie
Instant-Suppenpulver
Kräutersalz, 2 Teel. Butter.

Reis waschen, brühen, abtrop-fen lassen. 1 Teel. Butter zerlas-sen, Reis darin schwenken und mit 100 ml kochender, kräftig schmeckender Brühe aufgießen.

Noch einmal aufkochen, dann bei schwacher Hitze etwa 20 Minuten quellen lassen.

Während der Zeit Zucchini und Paprika klein schneiden und im Topf mit Dämpfeinsatz bißfest garen, mit Kräutersalz würzen. Champignons waschen, eventu-ell zerkleinern und mit 1 Teel. Butter gut durchrösten.

Zuletzt mit etwas Instant- Sup-penpulver und mit Petersilie bestreuen.

Alle Zutaten mit einer halben Sharon-Frucht auf heißem Teller servieren.

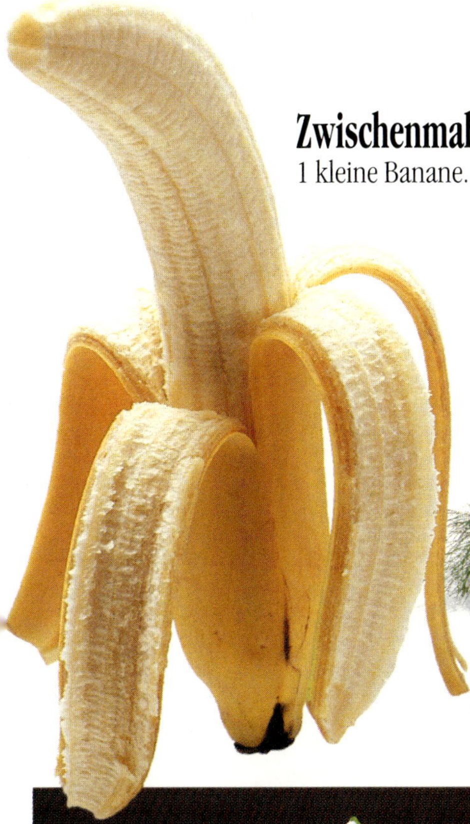

Zwischenmahlzeit:

1 kleine Banane.

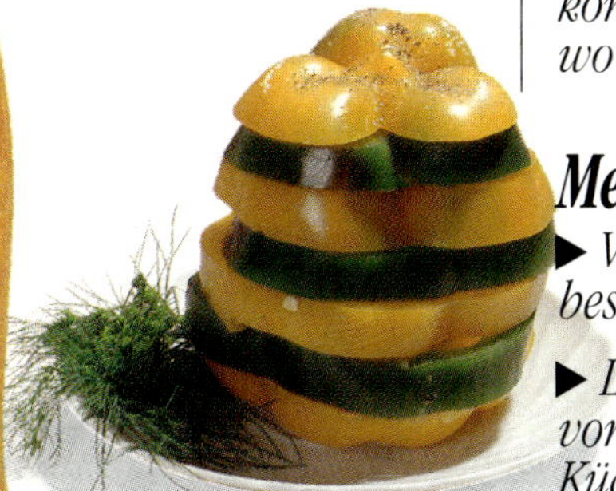

Zwischenmahlzeit:

Je 1/2 gelbe und 1/2 grüne Paprikaschote.

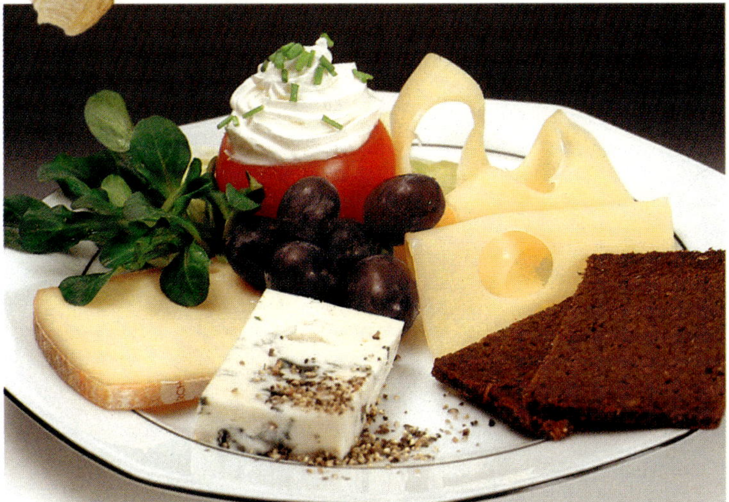

Abendessen:

Gemischte Käseplatte mit Pumpernickel.

2 Eßlöffel Magerquark mit etwas Mineralwasser und Kräutersalz anrühren und in eine ausgehöhlte Tomate geben. 100 g Halbfettkäse nach Wahl, ein paar Trauben und 2 halbe Pumpernickel.

Bei meiner Diät wird mit Fett gespart.

Fett bringt die Sorte Kalorien, die Sie beim Abnehmen am wenigsten brauchen können. Sparen Sie damit, wo immer es geht.

Meine Tips:

▶ *Verwenden Sie teflonbeschichtete Pfannen.*

▶ *Legen Sie Fettgebratenes vor dem Anrichten kurz auf Küchenkrepp. Das saugt überschüssiges Fett weg.*

▶ *Besser als Braten: Grillen Sie mageres Fleisch kurz, Sie sparen eine Menge Fettkalorien.*

▶ *Gemüse dünsten oder blanchieren Sie am besten in einem Dämpf-Einsatz oder im Dampf-Drucktopf (extrem kurze Garzeiten!)*

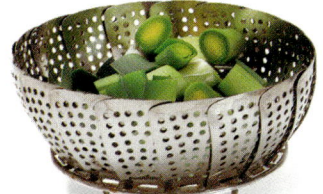

▶ *Ihre Creme-Shakes rühren Sie einfach und schnell mit einem kleinen Schneebesen an.*

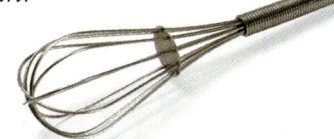

Heute sollten Sie sich wieder auf die Waage stellen. Sie haben weiter abgenommen, obwohl es zur Zeit schwerer und schwerer wird, die überflüssigen Kilos loszuwerden. Halten Sie durch, bald haben Sie Ihr Gewichtsproblem gelöst.

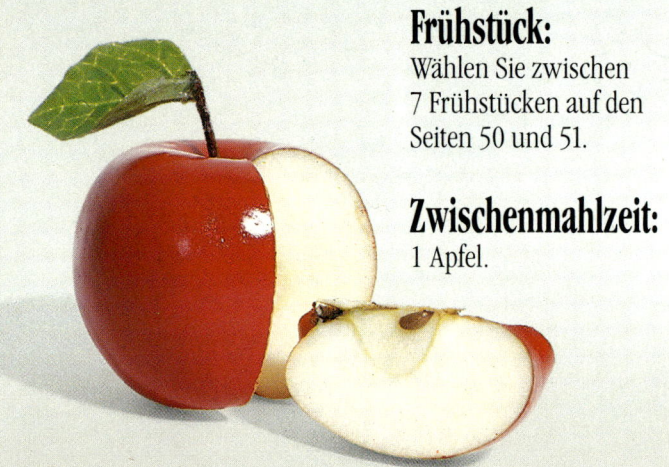

Frühstück:
Wählen Sie zwischen 7 Frühstücken auf den Seiten 50 und 51.

Zwischenmahlzeit:
1 Apfel.

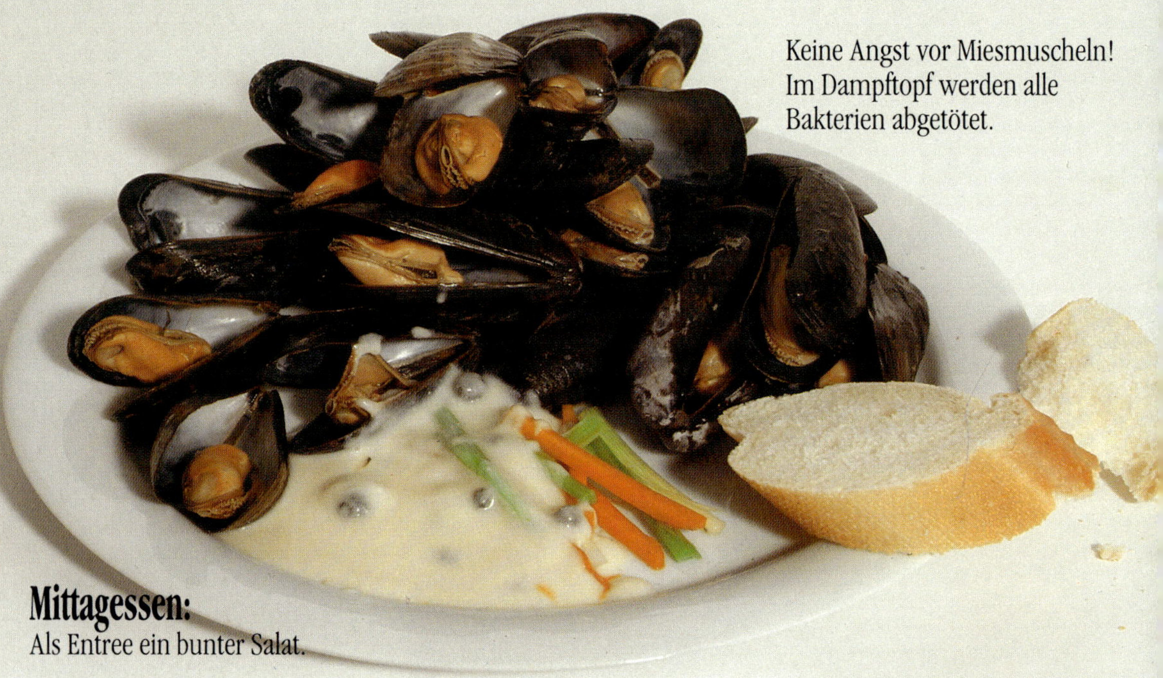

Keine Angst vor Miesmuscheln! Im Dampftopf werden alle Bakterien abgetötet.

Mittagessen:
Als Entree ein bunter Salat.

Miesmuscheln - eine Delikatesse.
1 kg Miesmuscheln
1 Lauchstange, Petersilienwurzel
1 Karotte, 2 Knoblauchzehen
1 Lorbeerblatt, Pfefferkörner
1 Zitrone, Safranfäden
1 Glas Weißwein
2 Eßlöffel Crème fraîche.

Muscheln unter fließendem Wasser gründlich abbürsten, geöffnete Muscheln wegwerfen, sie sind verdorben.

Lauch, Karotte, Petersilienwurzel, Knoblauch und Zitrone in feine Streifen schneiden und zusammen mit den Gewürzen,

Weißwein und Crème fraîche in einen Dampftopf geben. Dann den Dämpfeinsatz mit den geputzen Muscheln darauf stellen.
Dampftopf schließen und auf 200° erhitzen. Servieren Sie Miesmuscheln mit Baguette und Weißwein.

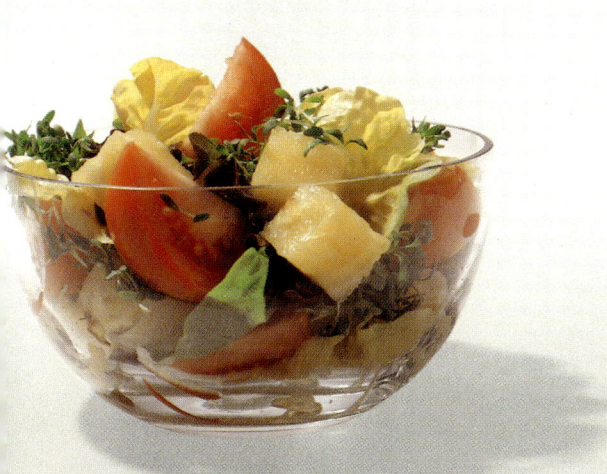

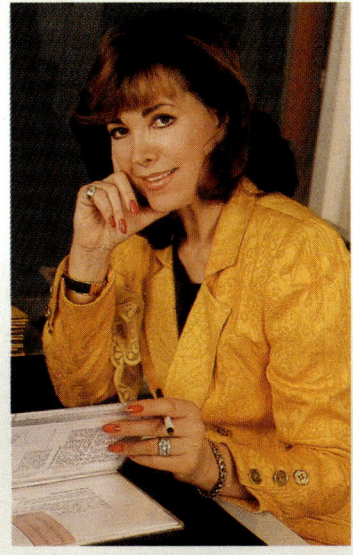

Zwischenmahlzeit.
Bunter Salat mit exotischen Früchten.

Abendessen:
Mango mit Truthahnbrust.
100 g kalte Truthahnbrust mit 1/2 Mango, Feldsalat und Oliven appetitlich anrichten.

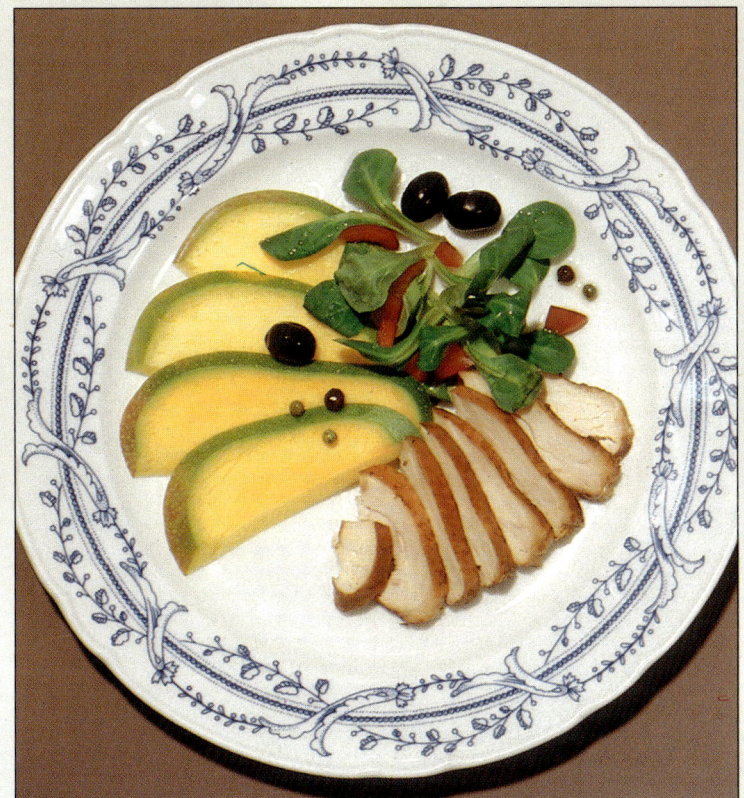

Ich weiß es: Sie fühlen sich großartig. Sie haben drei Wochen durchgehalten. Die neue Lebensform kommt Ihnen inzwischen ganz selbstverständlich vor. Sie haben wunderbar abgenommen. Und Sie werden überall angesprochen: "Wie machen Sie das bloß?"

In diesen Tagen beginnt aber die Phase, in der Sie etwas langsamer abnehmen werden. Bei manchen tritt sogar ein Stillstand ein. Der Körper hält fest an dem, was er einmal mühevoll für vermeintliche Notzeiten aufgebaut hat. Jetzt geht es an die hartnäckigen Fettpolster. Der Organismus schaltet lieber erst mal auf Sparflamme, bevor er diese Reserven angreift.
Nun liegt es einzig und allein an Ihnen: Machen Sie weiter! Am Ende lockt die Belohnung: Ihre Traumfigur!

Sie hat es geschafft!

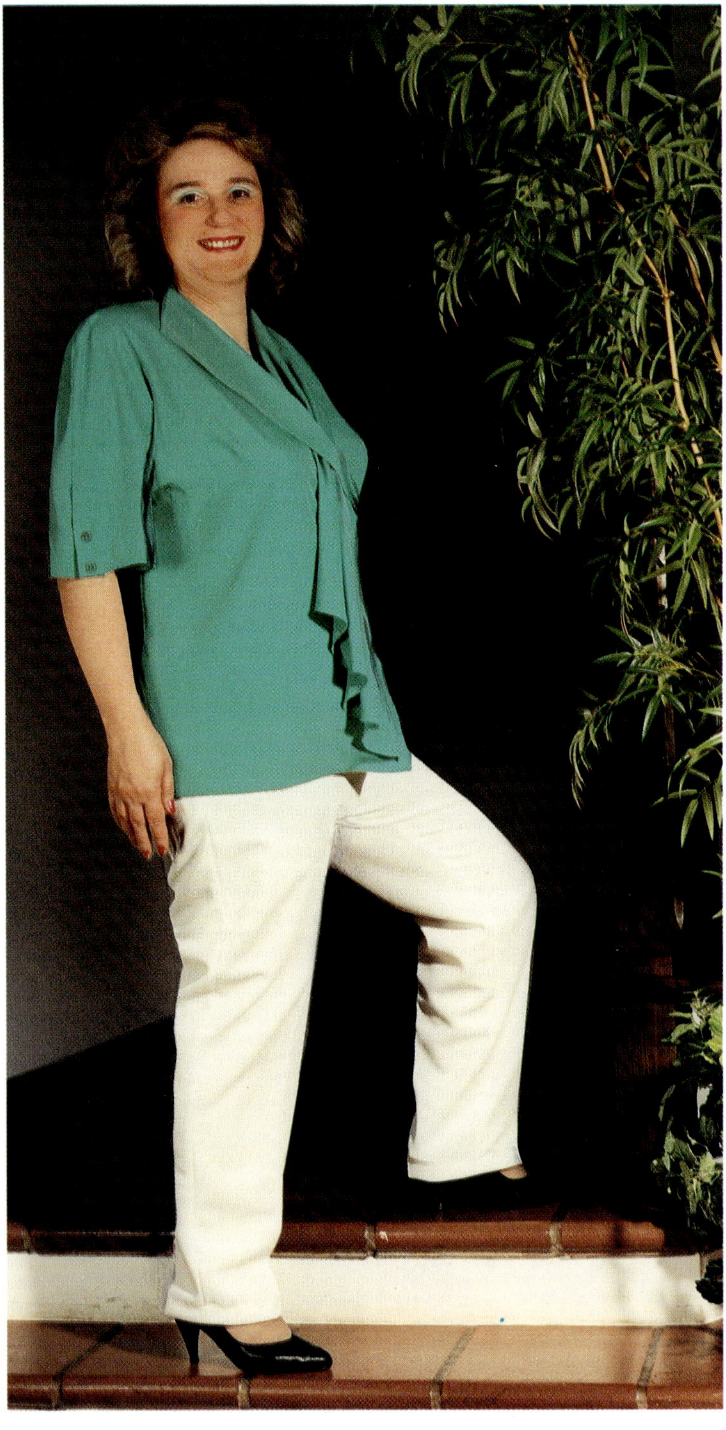

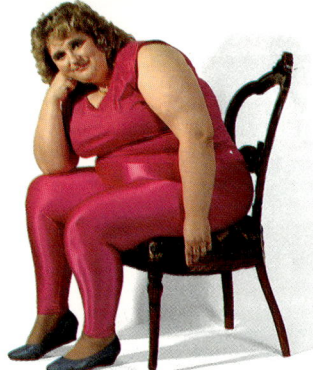

Dagmar Stierand schmilzt - aus Liebe

Sie wog vor sieben Jahren noch 65 Kilo. Sechs Jahre später brachte sie bereits 146 Kilogramm auf die Waage.

Lesen Sie wie es weiterging. Sie kennen die Dame bereits, es ist die Dicke auf Seite 11 dieses Buches.

Bei ihr war es Liebe, die alles auslöste. Ihre Partnerprobleme fraß die kaufmännische Sachbearbeiterin (zwei Kinder) buchstäblich in sich hinein. Sie glaubte, alles mit Essen bewältigen zu können. Die Folge: Ihre Ehe zerbrach endgültig, finanzielle Probleme stellten sich ein. Sogar die beiden Kinder sagten: "Wir wünschen uns eine schlanke Mutti, wie andere Kinder sie haben."

Dagmar hatte eine Vielzahl von Diäten ausprobiert - und natürlich keine auf Dauer durchgehalten. Sie wurde noch dicker - das JO-JO-Syndrom - und unglücklicher. Bis sie die Enzym-Diät kennenlernte.

Heute wiegt Dagmar 78 Kilo. Und sie macht weiter. Sie ist wieder verliebt. Das macht sie stark. Und schlank.

Junge Frau im Glück: Heidi Riedel

Sie hat es geschafft!

Als junges Mädchen war sie gertenschlank. Aber nach der Geburt ihres zweiten Kindes wog sie 90 Kilo. Sie litt insgeheim darunter, war permanent unzufrieden, fühlte sich gereizt. Beruf und Familie waren für sie eine körperliche Belastung. Sie setzte sich selbst auf 700 kcal täglich - und nahm kein Pfund ab.

Bis ihr eine Ernährungs-Expertin die Enzym-Diät empfahl. Mit zunehmender Begeisterung hat sich Frau Riedel die neue Ernährungsweise angeeignet. Binnen drei Monaten hatte sie ihr früheres Gewicht von 63 Kilo wieder.

Körperlich fühlt sie sich wohler und leistungsfähiger denn je. Und ihre jugendliche Figur verhalf ihr zu einem völlig neuem Selbstbewußtsein.

Sie hat leicht sagen: "Es ist ein völlig irres Gefühl, wieder schlank und erfolgreich zu sein".

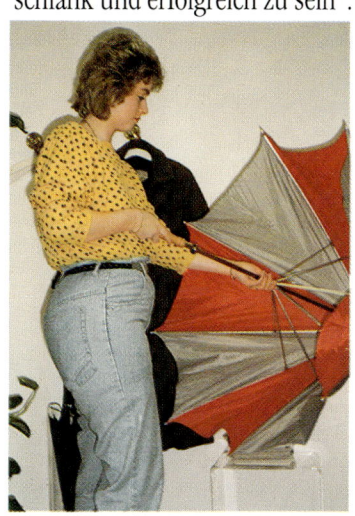

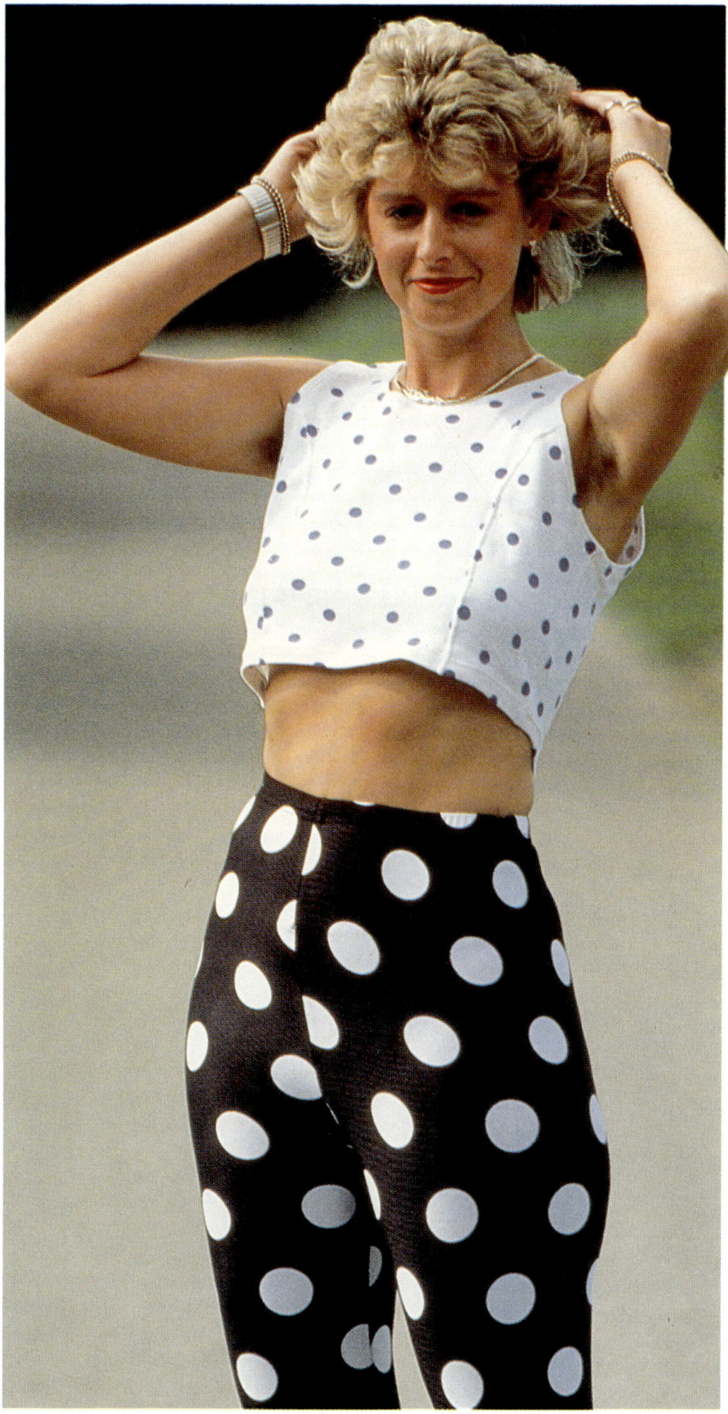

Sie hat es geschafft!

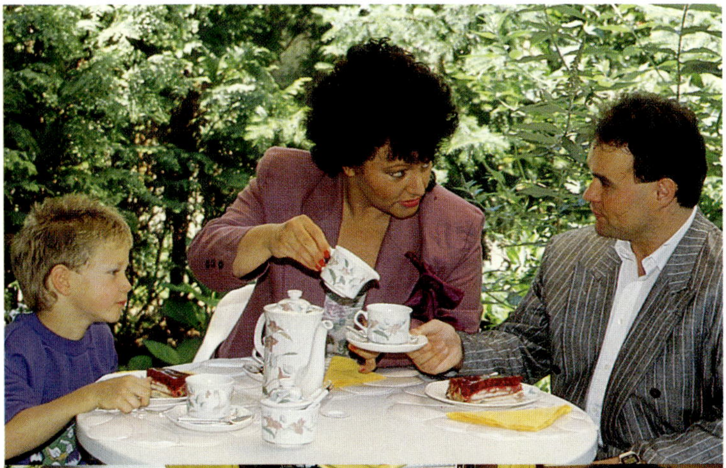

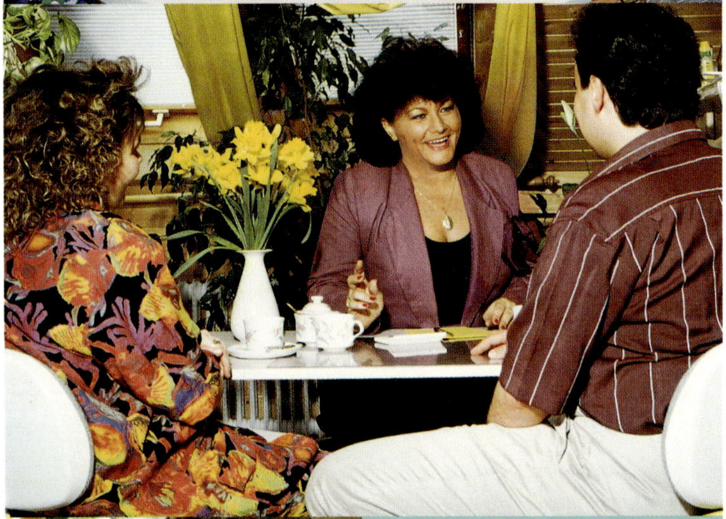

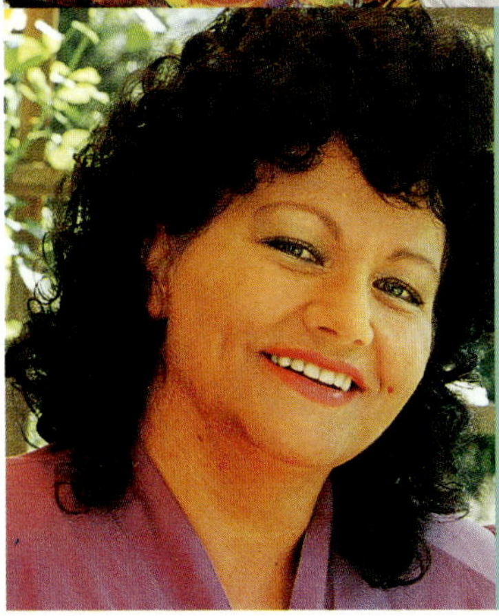

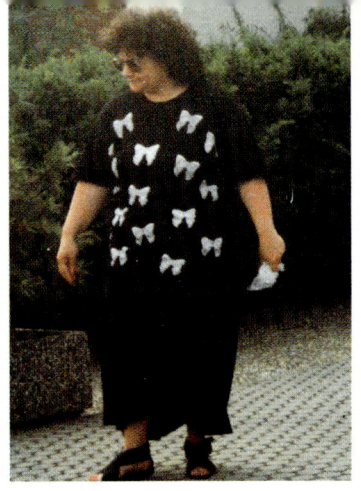

Sekretärin Doris Fischer, 41, aus Ludwigsburg, ist eine ausgesprochen attraktive Frau. Aber das war nicht immer so. Zwanzig Jahre verbrachte sie damit, gegen ihre Pfunde zu kämpfen. Sie wog 115 Kilo, trug Größe 56. Ihr Mann verließ die Familie, weil Doris zu dick war. Es war der Ausspruch einer Kleiderverkäuferin, der ihr Leben von Grund auf veränderte: "Für Sie haben wir nur etwas in der Zeltabteilung", mußte sie hören. Da beschloß Doris, abzunehmen. Sie begann zu rauchen, weil es hieß, das mache schlank. Sie probierte Crash-Diäten. Sie ernährte sich ausschließlich von Fett und Sahne und vermied alle Kohlenhydrate, bis sie sich sterbenselend fühlte. Es wurde alles schlimmer. Als sie von einem jungen Mann hörte, der mit Hilfe der Enzym-Diät über drei Zentner abgenommen hatte, faßte sie den entscheidenden Entschluß: Damit schaffe ich es!

Sie hat es geschafft!
Heute wiegt Doris Fischer noch 76 Kilo.

Weil sie alle Probleme des Dickseins kennt - und auch noch den perfekten Weg ins Schlankwerden - hat sich Doris Fischer entschlossen, auch anderen Übergewichtigen mit Rat und Tat zur Seite zu stehen.

Wenn Sie also Rat brauchen - rufen Sie Doris Fischer einfach an. Ihre Telefonnummer: 0 71 41 - 4 38 50

Sie hat es geschafft!

Michaela Eversbusch, 31, liebt Geselligkeit. Häufig begleitete sie ihren Mann zu Essen mit wichtigen Geschäftsfreunden. Das machte ihr stets Spaß, das brachte aber auch Übergewicht: Im Laufe der Zeit sammelten sich bei Michaela zehn überflüssige Kilos an.

Alarmstufe. Aber eine Diät, bei der sie auf Geschäftsessen verzichten müßte, kam nicht in Frage. Michaela besprach ihr Problem mit einer Heilpraktikerin. Dadurch kam sie zur Enzym-Diät. Sie ernährte sich zweimal in der Woche ausschließlich von TRI-S-ZYM Creme-Shake und bei Geschäftsessen bestellte sie einfach "das Richtige", nämlich enzymreiche Kost. Nach drei Monaten, die durchaus nicht von Hunger und Entbehrung gekennzeichnet waren, hatte Michaela ihr ursprüngliches Gewicht wieder erreicht. Inzwischen hält sie ihre Figur spielend.

"Das Wissen um die Enzyme hat mich schlauer gemacht", sagt sie heute. "Meine ganze Familie profitiert davon".

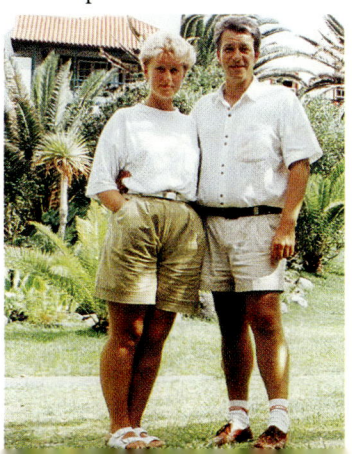

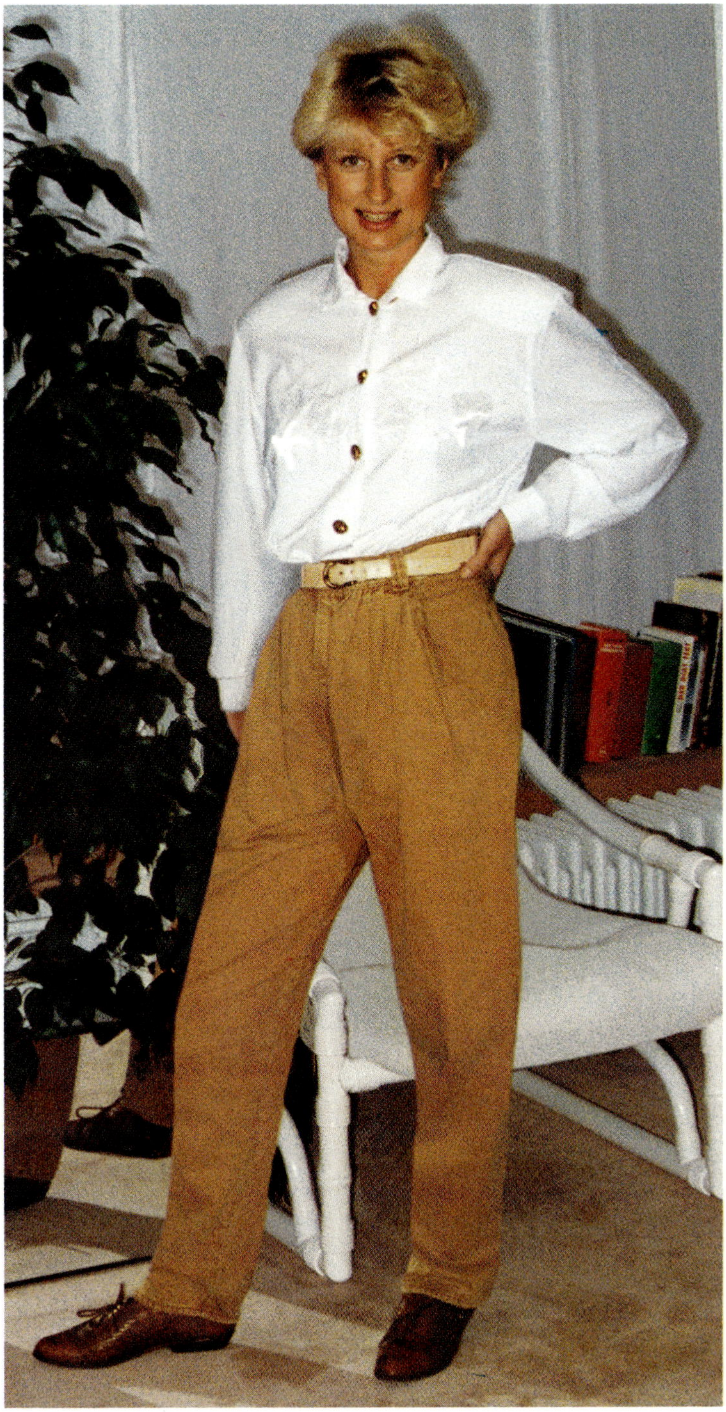

4. Woche

TRI-S-ZYM-Tag.

Nehmen Sie auch heute wieder fünf Portionen TRI-S-ZYM Creme-Shake zu sich. Obwohl eine Mahlzeit nur 150 Kalorien hat, fühlen Sie sich angenehm gesättigt. – Und Sie wissen ja, Sie können zum Beispiel mit Weizenkleie, Magerquark, Mager- joghurt oder Obst kombinieren.

Die Enzym-Diät können Sie zu jeder Jahreszeit durchführen. Sie entschlackt den Körper, läßt Ihre Pfunde schmelzen und macht Sie aktiver, gesünder, schöner.

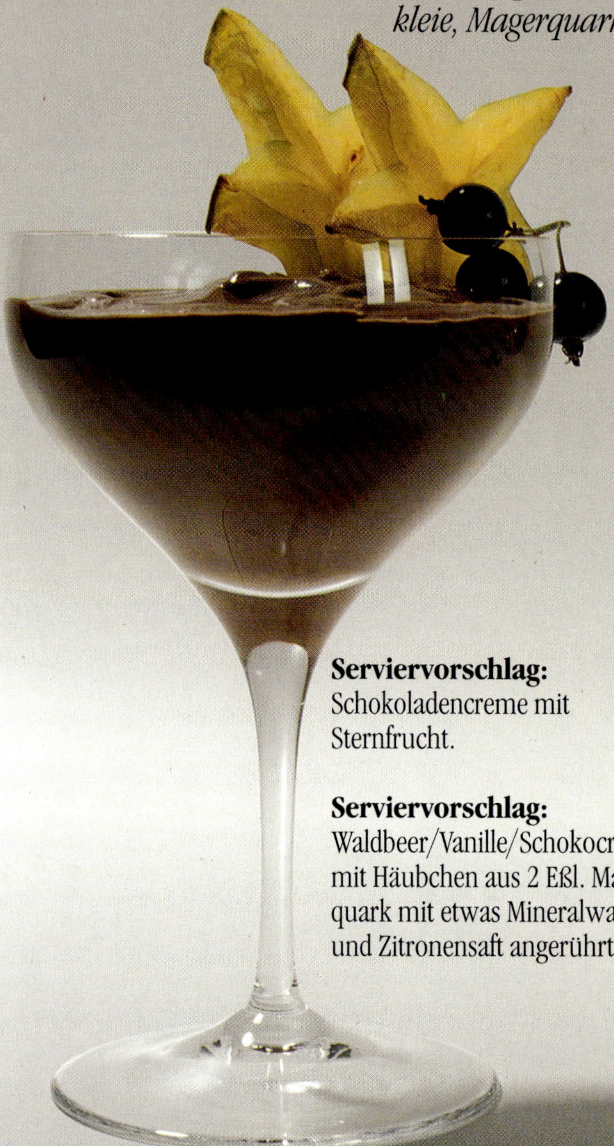

Serviervorschlag:
Schokoladencreme mit Sternfrucht.

Serviervorschlag:
Waldbeer/Vanille/Schokocreme mit Häubchen aus 2 Eßl. Magerquark mit etwas Mineralwasser und Zitronensaft angerührt.

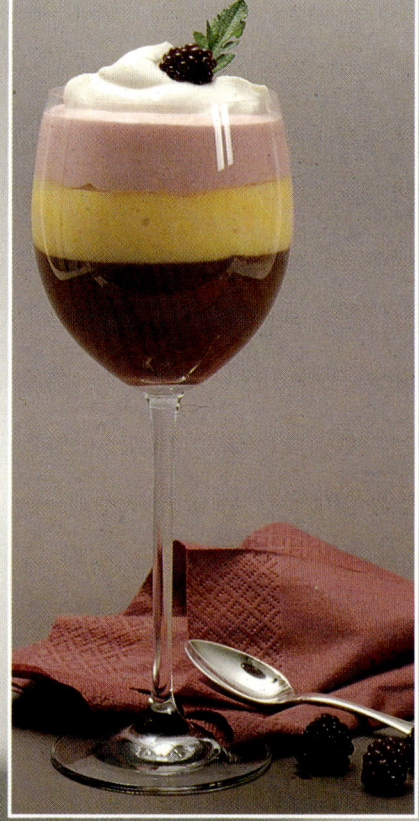

Wie ist das mit den Fettzellen?

Dicksein ist nicht eine Frage der Anzahl von Fettzellen, sondern von ihrer Größe. Wenn Sie für einen Kindergeburtstag eine Packung mit 100 Luftballons besorgen, ist diese recht klein. Aufgeblasen nehmen diese Ballons aber ganz hübsch Raum ein.

Fettzellen des menschlichen Körpers sind im Normalfall nur stecknadelkopfgroß. Durch Überernährung können sie sich bis zum 15fachen ihrer ursprünglichen Größe aufblähen. Dann gleichen sie einer großen weißen Bohne.

Wenn sich Fettzellen vergrößern, dann ist das nicht nur eine Frage der Ernährung, sondern auch eine Frage der Hormone und des Bindegewebes. Aufgeblähte Fettzellen zum Beispiel binden auch Wasser und speichern fettlösliche Schadstoffe wie bestimmte Schwermetalle oder chemische Giftverbindungen. Durch vergrößerte Fettzellen kann übrigens auch Cellulitis entstehen.

Wenn der Organismus weniger Kalorien bekommt als er verbraucht, holt er sich die fehlende Energie aus seiner Reserve: Aus den Fettdepots.

Dieses Depotfett wird zu Energie umgewandelt. Gleichzeitig werden die in der Fettzelle abgelagerten Schadstoffe und das Wassser einfach abgebaut.

Nach etwa 3 Wochen legt der Körper eine Zwangspause ein.

Statt weiter Reserven zu verbrennen, stellt er sozusagen den Ofen kleiner: Er verringert den Energieumsatz, um zu sparen, denn Ihr Körper weiß ja nicht, daß Ihr Kopf abnehmen will.

Jetzt dürfen Sie nicht den Mut verlieren. Denn von jetzt an geht es wirklich an die Reserven. Von jetzt an schrumpfen die Fettzellen, auf die es Ihnen wirklich ankommt.

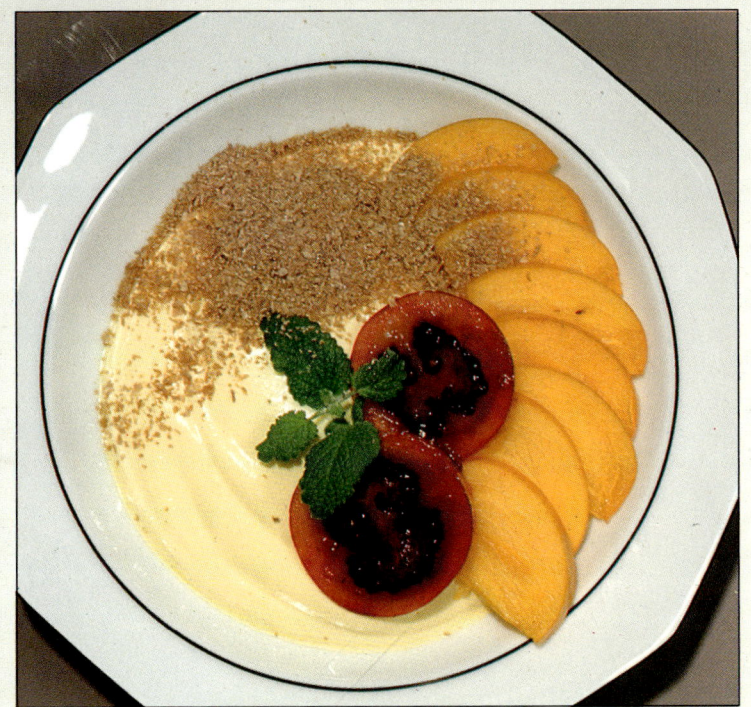

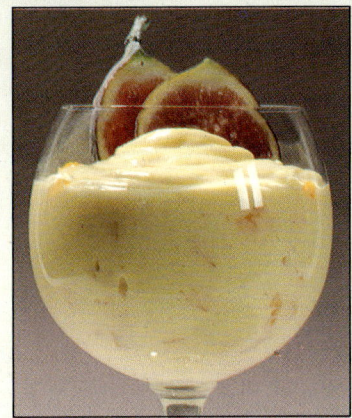

Serviervorschlag:
Apfelcreme mit Feige.

Serviervorschlag:
Vanillecreme mit Weizenkleie und Früchten.
Im Bild: Sharon-Frucht mit Tamarillo.

Kartoffeln sind gesund. Sie sind reich an lebenswichtigen Substanzen wie: Magnesium, Kalium, Eisen, Fluor, B-Vitaminen und Vitamin C. Und das alles bei nur 85 Kalorien pro 100 g.
Sie sollten die Knollen deshalb mit der Schale essen, sie enthält den höchsten Anteil dieser wertvollen Wirkstoffe.

Frühstück:

Wählen Sie zwischen 7 Frühstücken auf Seite 50 und 51.

Zwischenmahlzeit:

2 Scheiben Ananas.

Mittagessen:

Vorweg einen frischen, gemischten Salat.

Kräuterquark mit Kartoffeln und Paprikagemüse.

100 g Magerquark
Kresse, Kräutersalz
etwas Mineralwasser
2 kleine Kartoffeln
je 1/2 Paprikaschote rot und grün
1 Aprikose.

Kartoffeln zum Kochen aufsetzen. Paprika waschen, schneiden, mit Kräutersalz würzen und im Dämpfeinsatz garen. Den Quark mit etwas Mineralwasser, Kräutersalz und Kresse anrühren.
Alles zusammen mit einer in Hälften geschnittenen Aprikose anrichten.

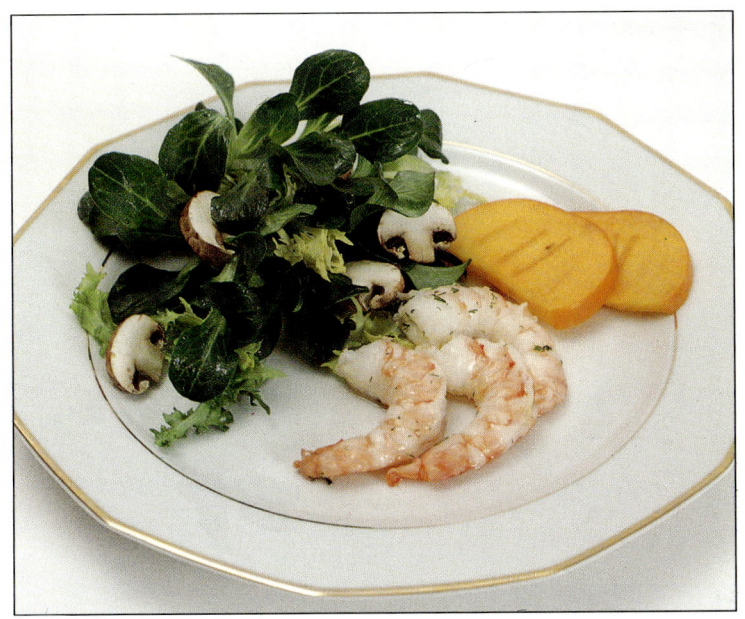

Abendessen:
Feldsalat mit Pilzen, Garnelen,
und Sharon-Frucht.

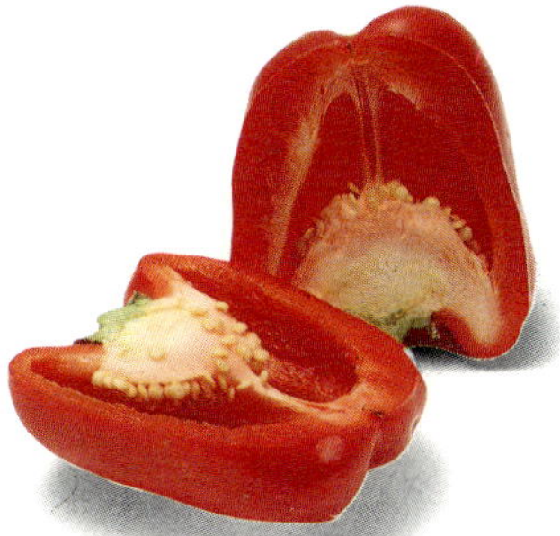

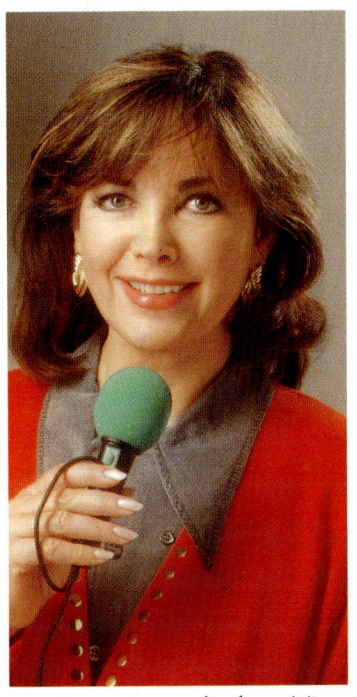

Zwischenmahlzeit
Die restlichen Paprikahälften.

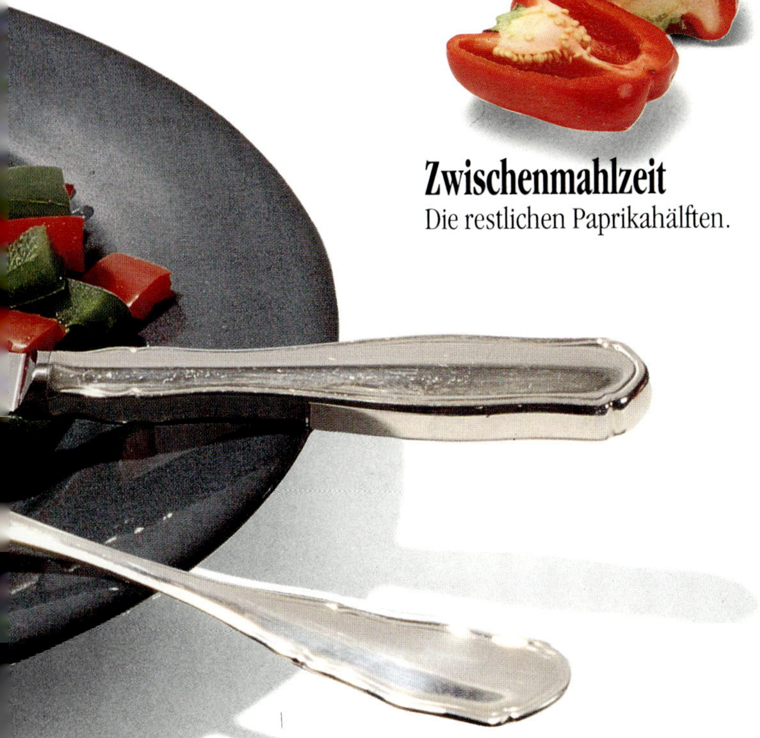

Mein persönlicher Tip:
*Kauen Sie Ihre Speisen gut
durch. Im Speichel befindet
sich das Enzym Ptyalin, das
die Aufspaltung der
Nahrung vorbereitet, die im
Magen nicht mehr nachge-
holt werden kann.*

*Und ich muß es immer wie-
der sagen: trinken Sie viel
Mineralwasser (evtl. mit
Zitrone) oder Kräutertee.*

*Ein Glas lauwarmes Wasser
vor jeder Mahlzeit reduziert
den Hunger, Sie essen weniger.*

24. Tag: Mittwoch

Da Sie durch diese Diät jetzt wieder ausreichend Enzyme haben, funktioniert Ihr Organismus besser.
Sie fühlen sich morgens frisch und ausgeruht. Tagsüber sind Sie gut gelaunt und leisten mehr. Die natürliche Folge: Am Abend sind Sie müde, schlafen leichter und besser ein.
Ihr Körper repariert sich Tag für Tag ein bißchen mehr. Und jetzt in der vierten Diätwoche spüren Sie diese positive Veränderung schon ganz deutlich.

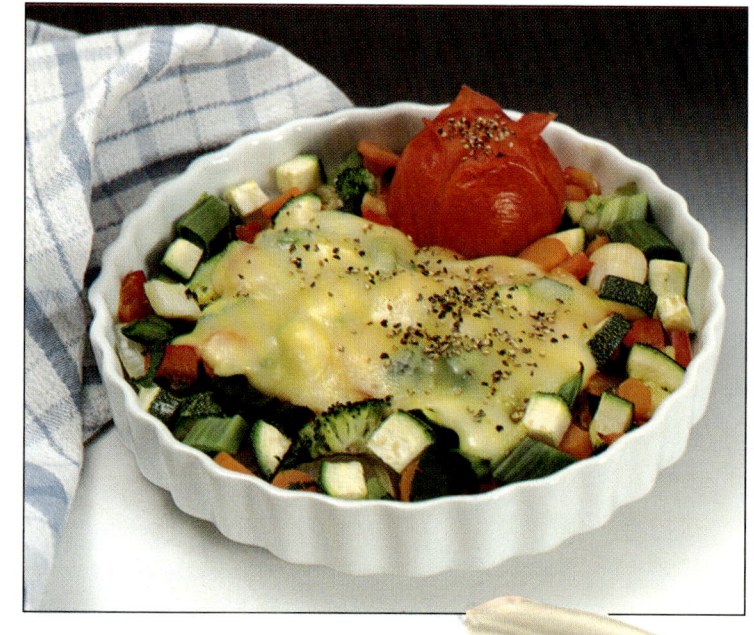

Frühstück:
Siehe Seite 50 und 51.

Zwischenmahlzeit:
1 Papaya.

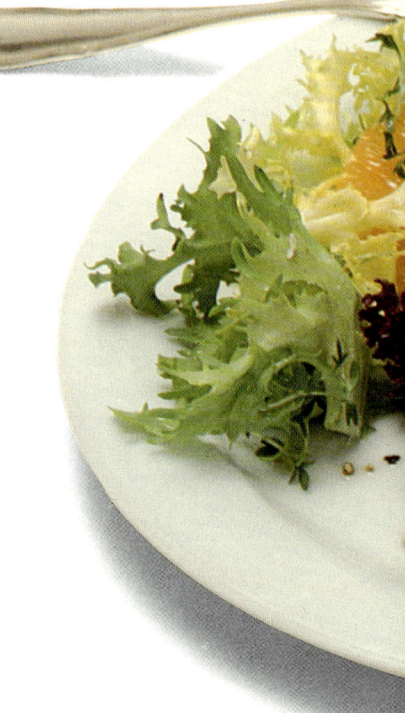

Mittagessen:
Als Entree ein frischer, gemischter Salat.

Buntes Gemüse mit Käsekruste.

je 100 g Karotten, Zucchini, Lauch, Sellerie, Broccoli, Kohlrabi
1 Tomate, Pfeffer
Suppengewürz (Instantpulver)
1 Scheibe Raclette-Käse
1 Teel. Butter.

Gemüse waschen, zerkleinern und im Dämpftopf bißfest garen.
Das Gemüse würzen und in eine gebutterte Auflaufform geben. Käsescheiben darüber, bei Mittelhitze 15 Minuten backen.

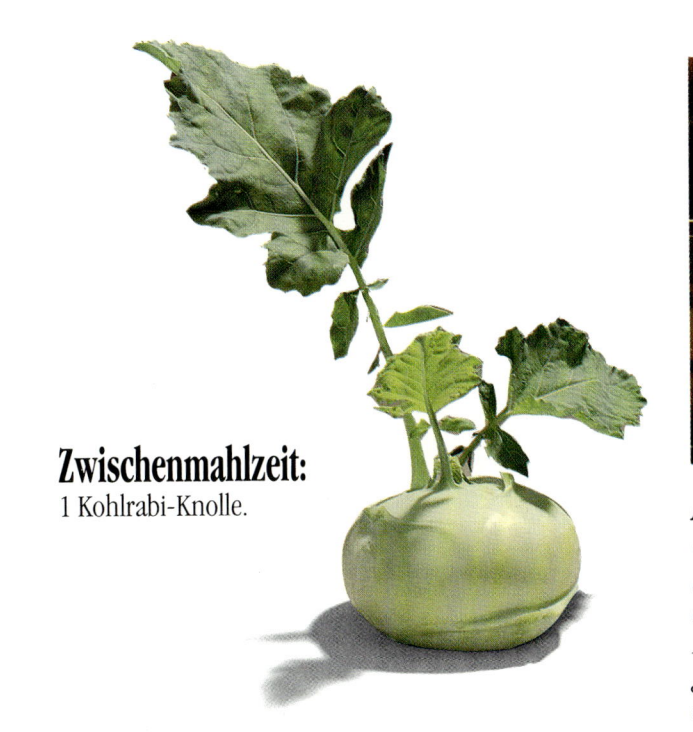

Zwischenmahlzeit:
1 Kohlrabi-Knolle.

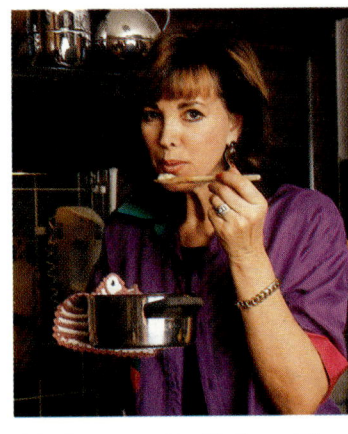

Mein persönlicher Tip:
Oft werde ich gefragt, wie lange man die Enzym-Diät einhalten soll.
Das hängt davon ab, wie groß Ihr Übergewicht ist. Da Sie mit dieser Diät wichtige Nährstoffe, Enzyme und Vitamine zu sich nehmen, läßt sie sich über Monate durchhalten. Außerdem geht damit eine langfristige Ernährungsumstellung einher.

Abendessen:
5 kleine Scheiben kalte Flugentenbrust mit 1/2 Papaya und Salat.

TRI-S-ZYM-Tag.

Essen Sie heute über den Tag verteilt 5 Portionen TRI-S-ZYM-Creme-Shake.

Wählen Sie zwischen den verschiedenen Geschmacksvarianten und den vielen Serviermöglichkeiten, die ich Ihnen in diesem Buch vorgestellt habe.

Bald haben Sie Ihr Ziel – Ihr Traumgewicht erreicht! Sie sehen besser aus, Sie fühlen sich wie neu geboren, Ihre Lebenserwartung steigt.

Übergewicht senkt das Lebensalter bei 18 Kilo um etwa 10 Jahre. Es lohnt sich also, etwas für die Figur zu tun.

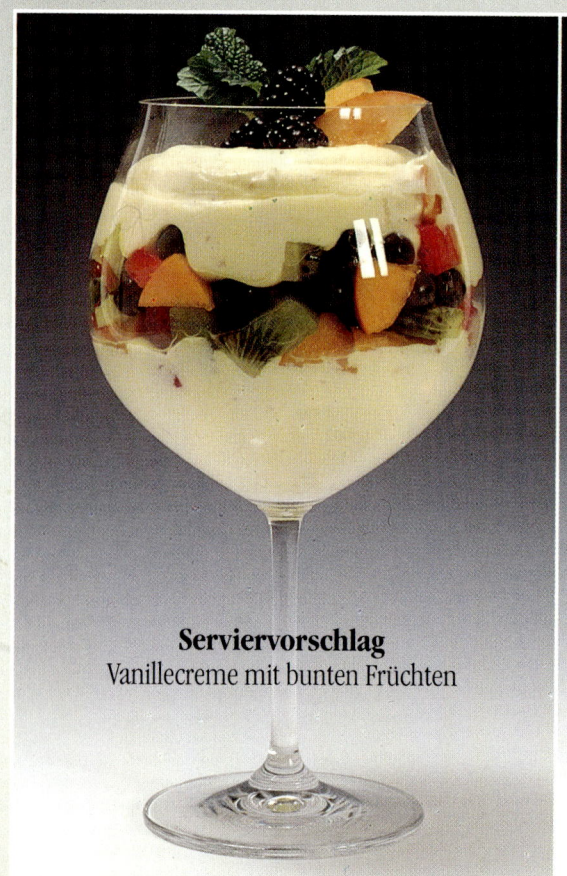

Serviervorschlag
Vanillecreme mit bunten Früchten

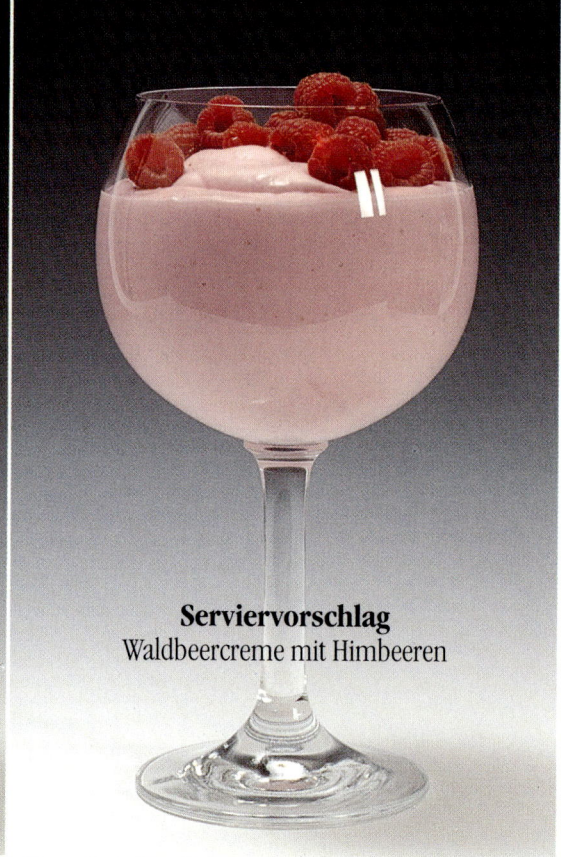

Serviervorschlag
Waldbeercreme mit Himbeeren

Cellulite

Jede zweite Frau ist heute schon davon betroffen - unabhängig von Älter und Kleidergröße. Cellulite, im Volksmund auch "Orangenhaut" genannt, ist die unschöne Veränderung der Haut, vor allem im Bereich der Oberschenkel.

Cellulite entsteht durch vergrößerte Fettzellen, gestaute Schadstoffe und gespeichertes Wasser im Bindegewebe. Ursache ist die Struktur des weiblichen Bindegewebes.

Es ist so beschaffen, daß es sich während einer Schwangerschaft enorm ausdehnen kann.

Oft ist dieses Gewebe durch hormonelle Einflüsse während der Pubertät oder Schwangerschaft gestört. Die Fettzellen blähen sich bis zum 15fachen ihrer nartürlichen Größe auf und stauen Abbaustoffe und Lymphflüssigkeit.

Cellulite kann heute behandelt werden. Der wichtigste Schritt ist eine enzymreiche Ernährung, die salzarm und zuckerfrei sein soll. Wichtig sind auch Bewegung und Gymnastik (zur Aktivierung und Straffung der betroffenen Hautpartien), Wechselduschen (für die Durchblutung) und apparative Reiztherapien, die den Stoffwechsel und damit den Abtransport von Schadstoffen und Wasser anregen. Ich empfehle Ihnen den "cellco-punktur-silhouette Körperroller" (Seite 114-115).

Er fördert die Lymphdrainage und aktiviert den Stoffwechsel ganz fabelhaft. Schon nach kurzer Zeit werden Sie feststellen, wie sich Ihre Haut strafft.

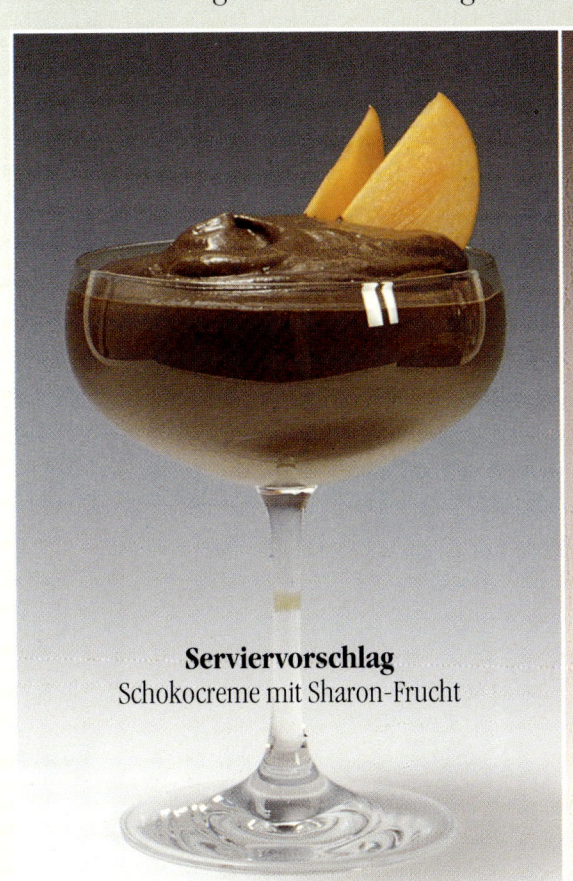

Serviervorschlag
Schokocreme mit Sharon-Frucht

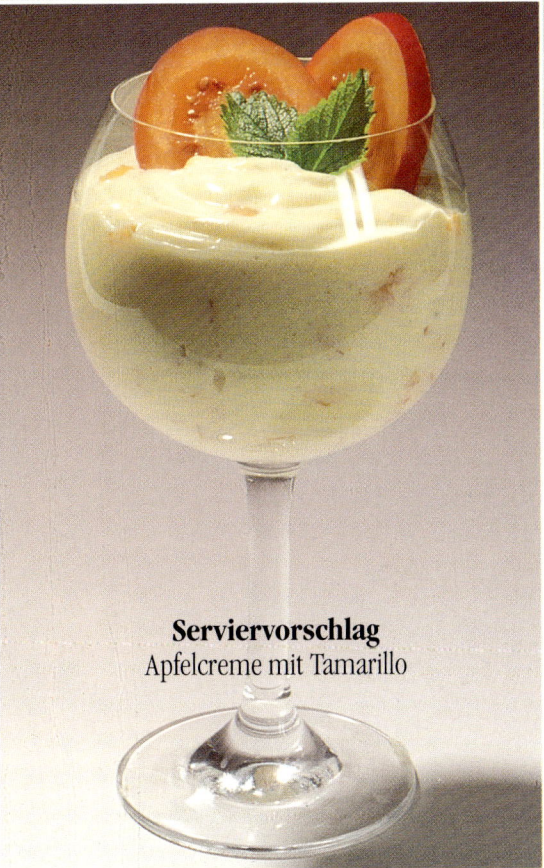

Serviervorschlag
Apfelcreme mit Tamarillo

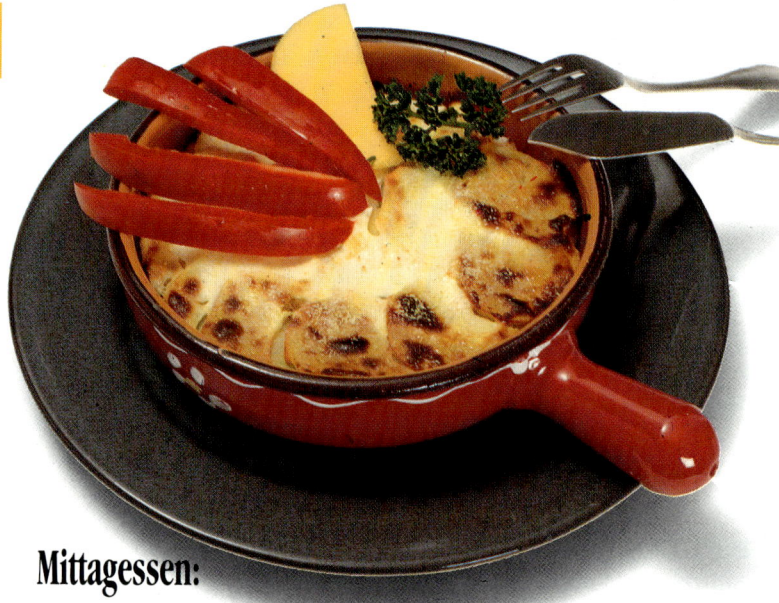

Wie gesagt, meine Enzym-Diät ist so aufgebaut, daß Sie nicht hungern müssen. Sollte Ihnen mal ein Gericht nicht zusagen, können Sie stattdessen eines der anderen Diättage wählen.

Die Diättage mit TRI-S-ZYM Creme-Shake sollten Sie jedoch einhalten, denn damit versorgen Sie Ihren Organismus speziell mit den Nährstoffen, die Ihr Körper gerade während der Diät braucht.

Frühstück:
Siehe Seite 50 und 51.

Zwischenmahlzeit:
1/4 Wassermelone.

Mittagessen:

Kartoffel-Krabben-Gratin.

200 g Krabben
2 mittelgroße Kartoffeln
1 Magerjoghurt
1 Sträußchen Dill
1 Teel. Instant-Suppenbrühe
etwas Butter, Parmesan.

Kartoffeln schälen und in dünne Scheiben schneiden. In eine gebutterte Auflaufform zunächst eine Schicht Kartoffelscheiben legen (nicht stellen), würzen.

Dann die Krabben darauf geben und den klein gezupften Dill darüber streuen. Die zweite Schicht Kartoffelscheiben auf die Krabben schichten und würzen. Dann den Magerjoghurt darübergießen.

Bei Mittelhitze etwa 30 Minuten goldgelb backen. Kurz vor dem Garen mit Parmesan bestreuen. Heute gibt es den Salat zum Essen.
Ich empfehle Feldsalat.

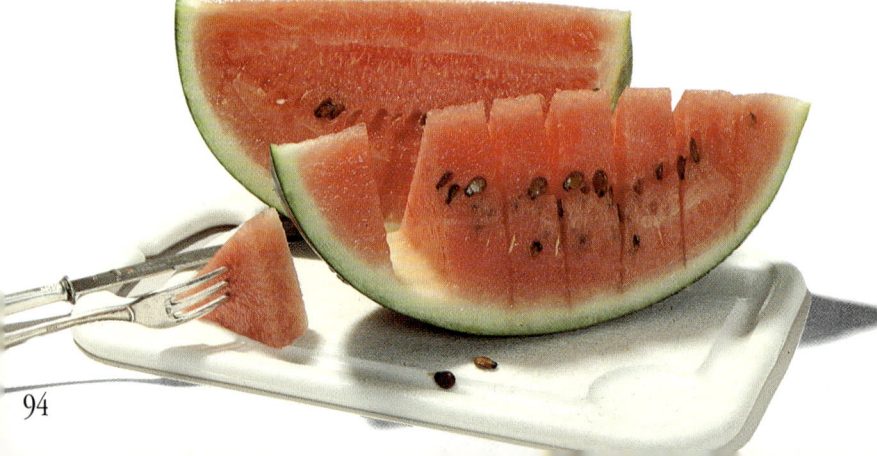

Zwischenmahlzeit.

1/2 Kohlrabiknolle, in Streifen geschnitten und leicht mit Kräutersalz gewürzt.

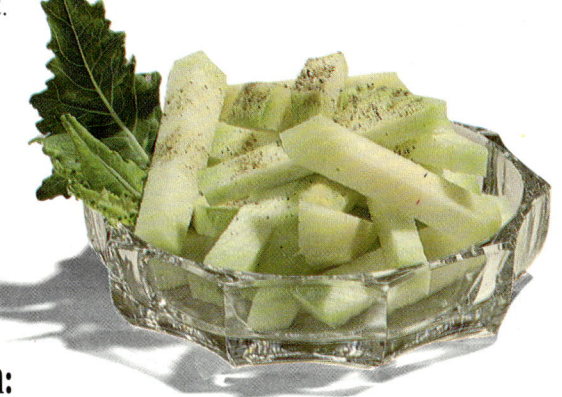

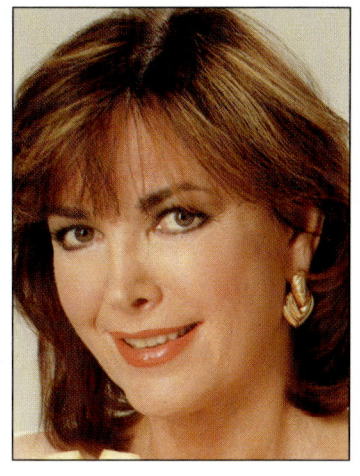

Abendessen:
Gemüseplatte.

1/2 Kohlrabi, 1/2 Paprika-Schote, 2 Karotten, 1 Zucchini, 1 Stange Lauch und 1/4 Blumenkohl im Dämpfeinsatz bißfest garen, mit Kräutersalz würzen. Dazu Joghurt-Soße aus 1/2 Magerjoghurt, Petersilie und Suppenbrühe-Pulver.
Wenn Sie möchten, können Sie die Gemüse-Ration beliebig erhöhen.

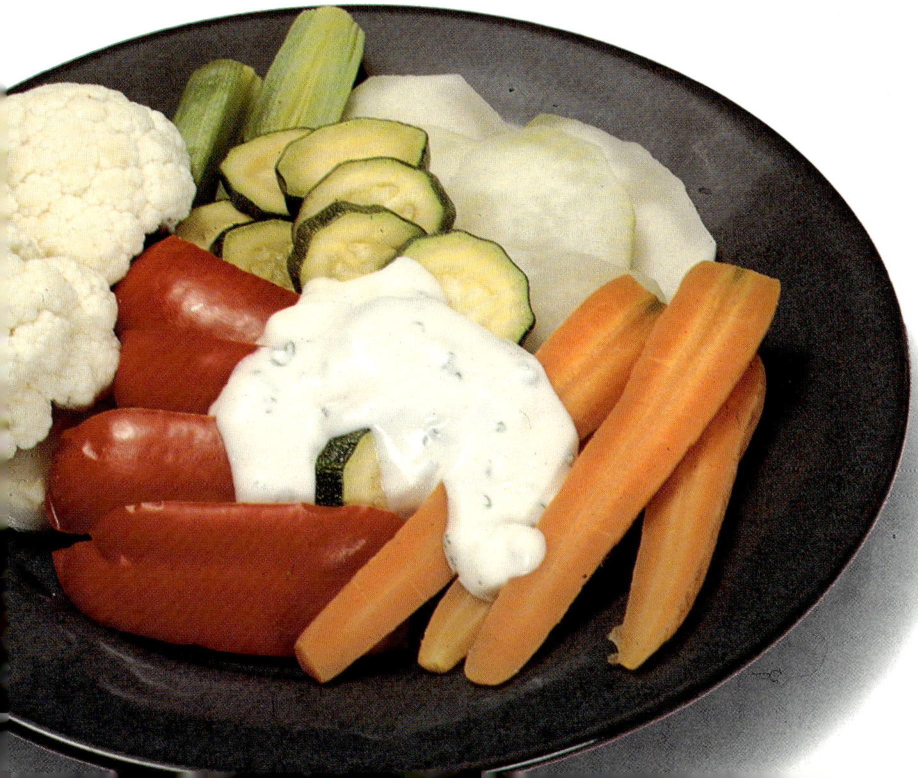

Mein persönlicher Tip:

Wenn Sie gerne Geflügel essen, lassen Sie die Haut weg!
100 g Hähnchen mit Haut hat 144 Kalorien, 100 g Hähnchen ohne Haut hat nur halb so viel.

27. Tag: Samstag

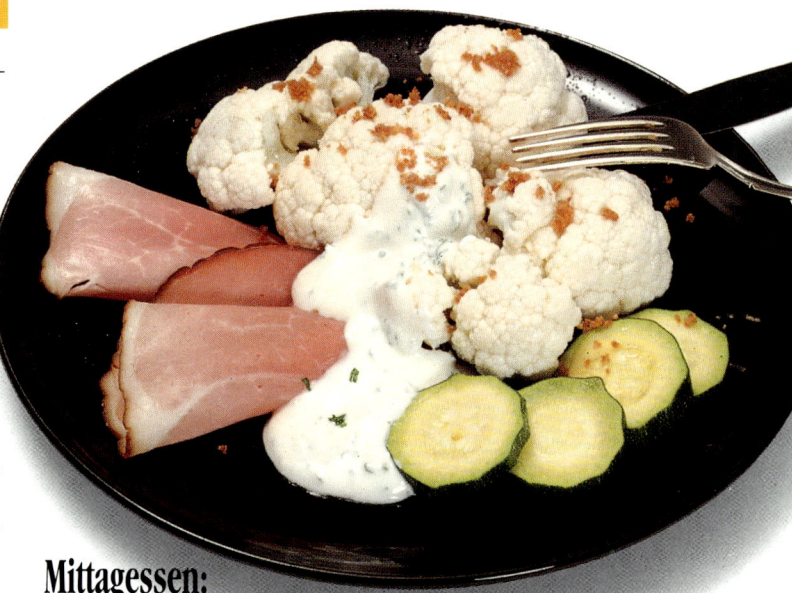

26 Diättage haben Sie hinter sich. Ihr Stoffwechsel läuft auf vollen Touren, die Nahrung wird besser verbrannt, als vorher.

Sie haben Ihre Eßgewohnheiten und Ihr Geschmacksempfinden umgestellt. Sie essen bewußt und bevorzugen Obst statt Schokolade und Kräuterquark mit Pellkartoffeln statt Currywurst mit Pommes.

Frühstück:
Siehe Seite 50 und 51.

Zwischenmahlzeit:
1/4 Ananas.

Mittagessen:
Als Entree einen frischen, gemischten Salat.

Schinkenröllchen mit Blumenkohl.

2 Scheiben Schinken
1/2 Blumenkohl
1 Zucchini
Semmelbrösel
etwas Butter
2 Eßl. Magerquark
Mineralwasser, Kräutersalz

Blumenkohl und Zucchini im Dämpfeinsatz bißfest garen, mit Kräutersalz würzen.

Semmelbrösel in wenig Butter bräunen.
Aus dem Magerquark, etwas Mineralwasser und Kräutersalz die Soße zubereiten und erwärmen. Zusammen mit den Schinkenröllchen und den übrigen Zutaten servieren.

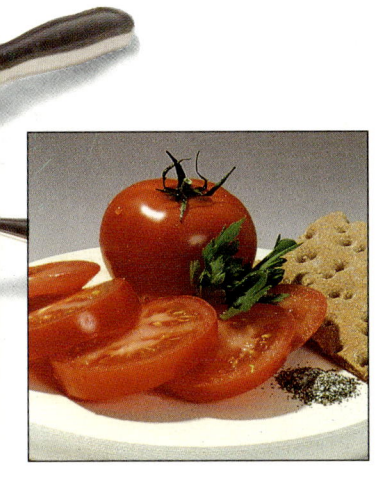

Zwischenmahlzeit
2 Tomaten mit 1 Scheibe
Roggenknäcke.

Abendessen:
Gefüllte Paprikaschoten.

1 rote Paprikaschote
150 g Hüttenkäse
1/4 Mango, Kräutersalz
Feldsalat, 1 kl. Zwiebel
Zitronensaft, Öl.

Paprika waschen, halbieren,
Kernhaus enfernen.
Die Hälften mit Hüttenkäse fül-
len, leicht würzen. Mango in
dünne Scheiben schneiden
(Brotmaschine), Zwiebel in
Ringe schneiden, über den Feld-
salat geben.

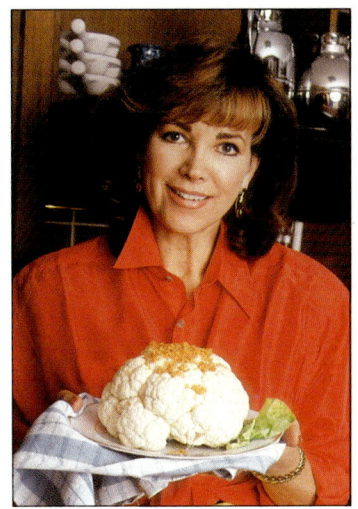

Mein persönlicher Tip:
*Viele Menschen die abneh-
men wollen, glauben, daß
sie es schneller schaffen,
wenn sie eine Mahlzeit aus-
lassen.
Dies ist nicht der richtige
Weg, denn nach kurzer Zeit
übermannen sie unstillbare
Eßgelüste, sie vergessen ihre
Diät und stopfen sich den
Magen voll.
Lassen Sie deshalb keine
Ihrer fünf Mahlzeiten aus,
denn sonst schaltet Ihr Organismus wieder auf "Spar-
flamme" und Sie nehmen
wieder zu.*

Wußten Sie das?
*Die stärksten Dickmacher
heißen Schmalz und Butter.
30 Gramm Schmalz hat 253
Kalorien, 30 Gramm Butter
hat 226 Kalorien.
Die Nahrungsmittel mit den
wenigsten Kalorien heißen
Tomate und Gurke.
30 Gramm haben nur
5 Kalorien.*

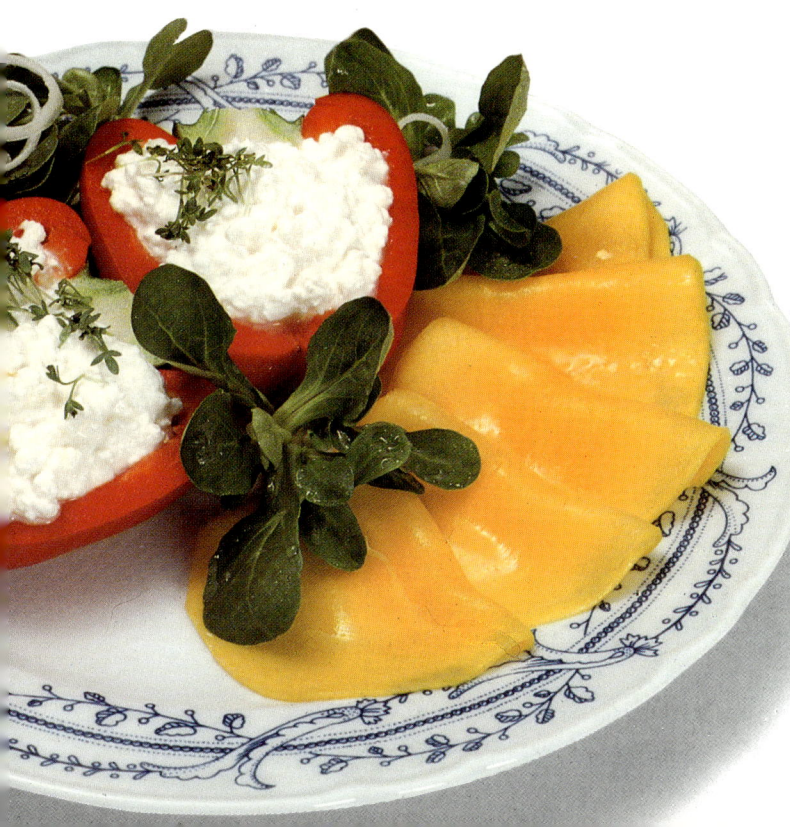

Sie haben nun ein neues Körperbewußtsein entwickelt und die Fähigkeit, Hungersignale Ihres Körpers richtig wahrzunehmen, ist zurückgekehrt.

Mittagessen:

Vorweg ein frischer Salat

Austernpilze mit Rosenkohl und Kartoffelbrei.

250 g Austernpilze
200 g Rosenkohl
1/2 Portion Pfanni-Kartoffelbrei
2 Scheiben Sharon-Frucht
Kräutersalz
1/2 Teel. Suppenpulver (Instant)
etwas Butter zum Braten.

Rosenkohl waschen, putzen, am Strunk kreuzweise einschneiden.

Im Dämpfeinsatz bißfest garen, würzen. In der Zwischenzeit die Pilze waschen, putzen, in flache Stücke schneiden und auf Küchenkrepp trocknen. In Teflonpfanne mit wenig Butter auf beiden Seiten goldbraun braten. Zuletzt mit etwas Suppenpulver bestreuen.
Kartoffelbrei anrühren. Zusammen mit zwei Scheiben Sharon-Frucht appetitlich anrichten.

Frühstück:

Wählen Sie zwischen sieben verschiedenen Frühstücken auf den Seiten 50 und 51.

Zwischenmahlzeit:

Zwei Tamarillos oder eine Papaya.

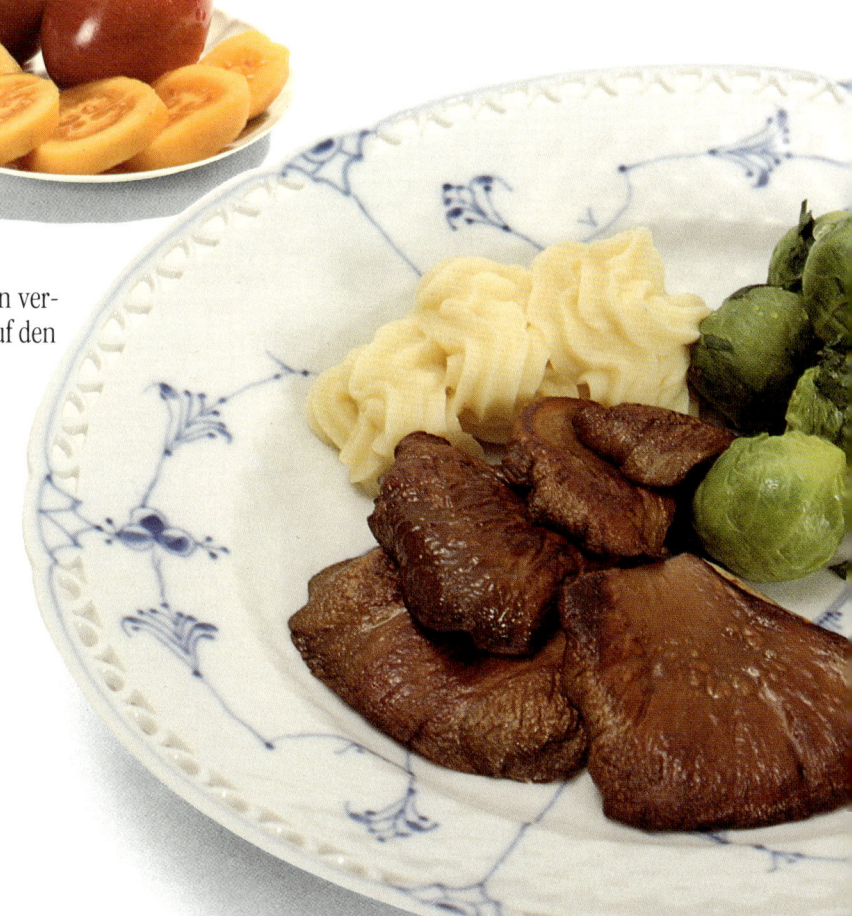

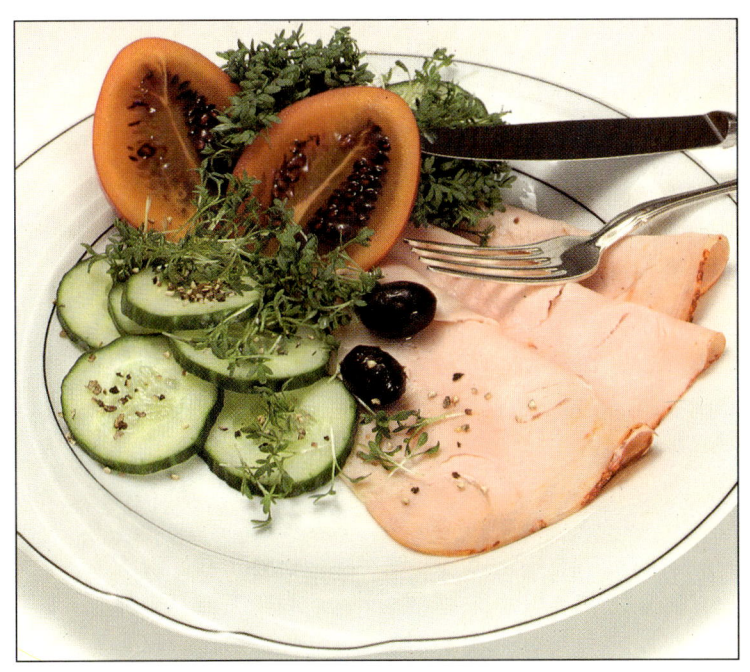

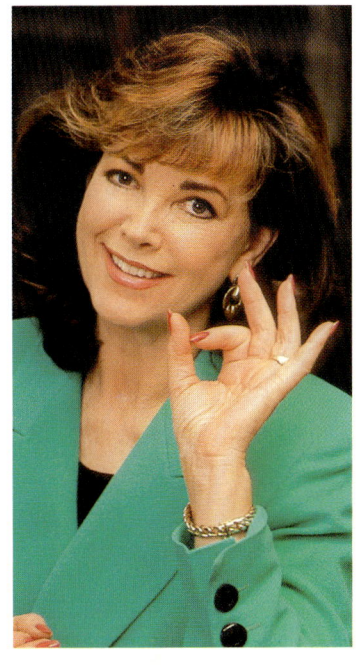

Abendessen:

Drei Scheiben Truthahnschinken mit Tamarillo, Salatgurke und Kräutern.

Zwischenmahlzeit:

Zwei Karotten geraspelt, mit etwas Zitronensaft und Öl angemacht.

Mein persönlicher Tip:

Sie haben meine Enzym-Diät durchgeführt und Sie haben auf gesunde und angenehme Weise Ihr Ziel erreicht.
Sie mögen sich wieder und Sie fühlen sich großartig.

Sollten Sie zu dem kleinen Kreis Übergewichtiger gehören, die es trotz meiner Hilfe nicht ganz geschafft haben, den Teufelskreis des gestörten Eßverhaltens zu durchbrechen, lesen sie die Seiten 120 und 121 besonders aufmerksam durch.

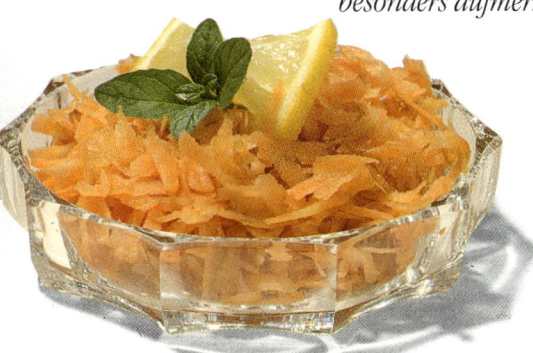

4. Teil: Sie haben es geschafft!

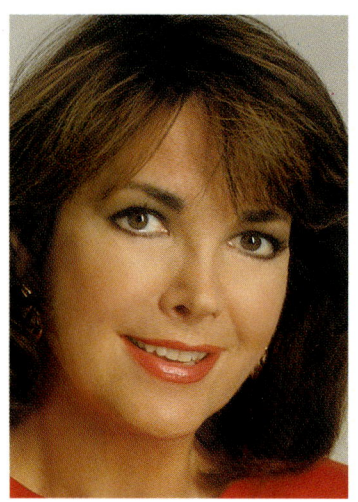

Sie haben nun das Gewicht erreicht, mit dem Sie sich rundum wohlfühlen. Einige von Ihnen haben einzelne Diätwochen mehrfach absolviert. Und der Erfolg blieb nicht aus.

Wer immer noch nicht

am Ziel seiner Wunschfigur ist, sollte ganz einfach einzelne Diätwochen wiederholen.

Sie, der Sie am Ziel angelangt sind, haben etwas ganz Entscheidendes dazu gelernt: Mit Ihrer Nahrung besser als früher umzugehen.

Gewonnen haben Sie dafür etwas, das man mit Geld nicht kaufen kann: einen schönen Körper. Jetzt müssen Sie nur noch darauf achten, daß ihn nichts mehr aus der Form bringt. Deshalb ein paar gute Ratschläge von mir mit auf den Weg ins weitere schlanke Leben:

*Sie sollten sich auch weiterhin einmal pro Woche wiegen. Nicht öfter.

*Behalten Sie für die nächsten drei Wochen wenigstens einen TRI-S-ZYM-Diättag bei. Sie gleichen mühelos ein Kilo zuviel wieder aus und geben vor allem neuen Fettpölsterchen keine Chance.

*Bleiben Sie, sich selbst zuliebe, bei Ihrem neuen Ernährungskonzept. Dann leben Sie nicht nur gesünder - dann haben Sie auch die Garantie, schlank zu bleiben.

Sind Sie nicht glücklich, wenn Sie sich jetzt im Spielgel betrachten? Ich freue mich mit Ihnen. Wenn Sie Lust haben, mir Ihr "Schlankerlebnis" mitzuteilen, schreiben Sie an den CEDI-Verlag, Buchenstraße 42, 8029 Sauerlach bei München.
Zur Erinnerung für Ihre gute Leistung und als Belohnung für Ihren Erfolg erhalten Sie diese hübsche Anstecknadel.

Ihre künftige Ernährung:

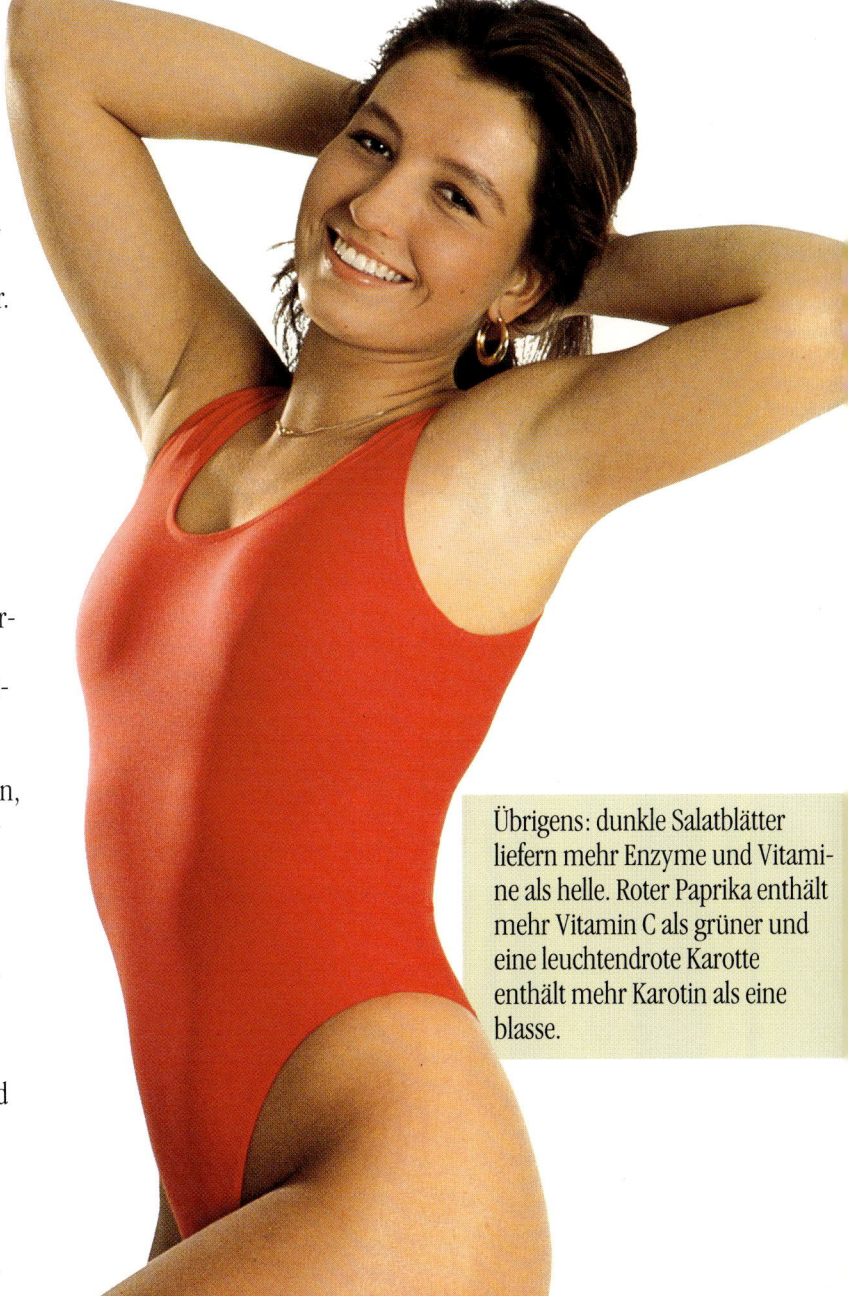

Frühstück:

Wählen Sie zwischen 7 Früh-
stücks-Varianten, die ich Ihnen
auf den Seiten 50 und 51 vorgestellt habe. Dazu zwei Tassen
Kräutertee oder Kaffee, aber pur.

Zwischenmahlzeit:

Enzymhaltige Früchte, siehe
Diätplan.

Mittagessen:

Als Entree ein frischer Salat;
dann magere, eiweiß- und
ballaststoffreiche Speisen: bevorzugt helles Fleisch, Geflügel,
Fisch, Ei, kombiniert mit Gemüsen in allen Variationen. Von
Artischocken und Auberginen
über Kohl und Kohlrabi, Möhren,
Paprika und Pilzen bis zu Zwiebeln und Zucchini.

Zwischenmahlzeit:

Rohkost wie während der Diät.
Wichtig: Essen Sie Obst und
Gemüse möglichst roh. Nur
frisches Obst und Rohkost
enthalten wichtige Enzyme und
Vitamine.

Abendessen:

Vorweg den frischen Salat.
Dann bevorzugt kohlenhydrat-
und ballaststoffreiche Kost,
jeweils mit exotischen Früchten
und mit viel Gemüse.

Übrigens: dunkle Salatblätter
liefern mehr Enzyme und Vitamine als helle. Roter Paprika enthält
mehr Vitamin C als grüner und
eine leuchtendrote Karotte
enthält mehr Karotin als eine
blasse.

Zehn bekannte Diäten...

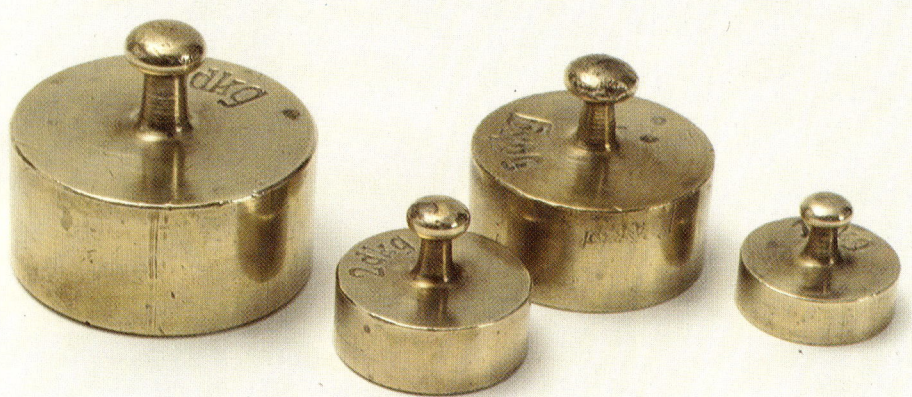

Mayo-Diät: Richtig im Ansatz: schreibt mageres Fleisch, hartgekochte Eier, Geflügel, Obst und Gemüse vor. Verbietet den Genuß von sichtbarem Fett. Falsch in der Konsequenz: diese Diät zielt auf kurzfristigen Gewichtsverlust ab, baut zuviele Eier und Eiweiß ein, unterläßt es, die Eßgewohnheiten auf Dauer zu verändern.

Schroth-Kur: Wird oft als ideale Diät für Alkoholiker bezeichnet, denn erlaubt sind Wein und harte Brötchen. Das macht tatsächlich beschwipst und schlank, aber allzu leicht auch krank. Denn außer Enzymen fehlt so gut wie alles, was gesunde Diät ausmacht: Vitalstoffe, Faserstoffe, Bewegung. Jeder, der sie macht, freut sich schon auf den Tag , wo er zum Wein wieder mal richtig sündigen kann.

Punkte-Diät: Teilt allen Nahrungsmitteln einen Punktwert zu - nach dem Prinzip: mit möglichst wenig Punkten über den Tag zu kommen. Nachteil: Rindfleisch, Schweinefleisch dürfen in fast unbegrenzten Mengen genossen werden, Kohlenhydrate (und damit Mineralien, Vitamine Spurenelemente, Enzyme) kommen zu kurz. Ähnliche Nachteile wie die Atkins-Diät.

Kartoffel-Diät: Erlaubt gekochte Kartoffeln, rohes Gemüse, Salate, verbietet alles andere, selbst ölhaltige Salatdressings. Recht einfach durchzuführen, aber auch recht eintönig: Und vor allem bei längerer Dauer sehr einseitig, weil Eiweiß und fettlösliche Vitamine fehlen.

Hay'sche Trennkost: Beruht auf dem Prinzip, daß nie gleichzeitig eiweiß- und kohlenhydrathaltige Nahrung verzehrt werden darf. Das ist nach neuesten medizinischen Erkenntnissen wenig sinnvoll, da die Nutzung bestimmter Mineralien und Vitamine nur unter Mitwirkung der wichtigsten Verdauungsenzyme aus Mischkost optimal erfolgt. Konsequente Trennkost ist außerdem kaum durchführbar für berufstätige Menschen, die auf Kantinen- oder Gaststättenkost angewiesen sind.

Max-Planck-Diät: Sie dürfen Schinken, Hühner, Steaks und Eier essen - dazu Salat. Wirksam und recht einfach, aber zuviel Eiweiß, zu wenig Kohlenhydrate. Sie kann die Umstellung der Eßgewohnheiten auf Dauer nicht bewirken.

... und ihre Wirkung.

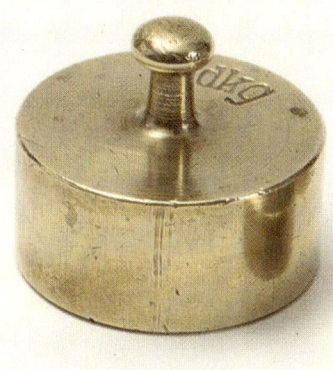

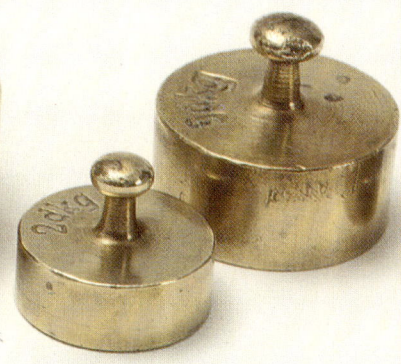

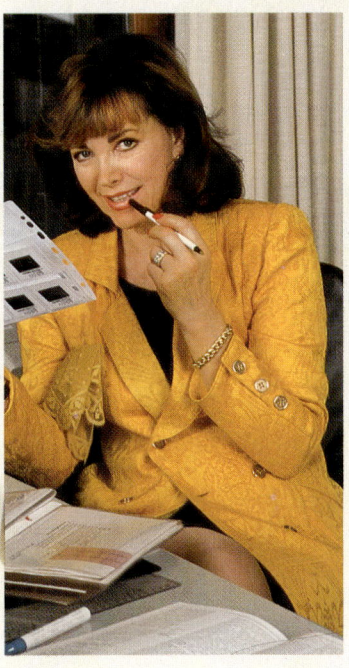

Apfel-dich-schlank: Diese Kur erlaubt pro Tag sechs Äpfel, sonst nichts. Die Zusammenstellung der Mahlzeiten ist beliebig: Drei Boskop, drei Granny-Smith, oder drei Goldparmänen und drei Cox Orange. Sie sehen: Die Variationsbreite ist gering. So gesund Äpfel auch sind: auf Dauer wird die Prozedur zur Mangel-Diät.

Steak Diät: Erlaubt täglich pfundweise Fleisch, massenhaft Öl, schreibt aber auch vier Kilo Rohkost vor. Etwas für Schwerstarbeiter am Eßtisch. Sättigt zwar, verändert aber nicht die falschen Eßgewohnheiten, enthält zuviel Eiweiß und Fett - und erhöht den Cholesterinspiegel.

Atkins-Diät: Beruht auf dem Prinzip, Fleisch und Fett unbegrenzt zu erlauben, Kohlenhydrate zu verbieten. Der Stoffwechsel bricht zusammen, der Körper wertet die Nahrung nicht mehr aus. Extrem ungesund, vor allem bei längerer Anwendung. Patienten entwickeln verständlicherweise regelrechten Widerwillen gegen Fett und Fleisch.

Reis Diät: Stellen Sie sich vor: vier Wochen lang nur gekochten Reis mit Kompott oder gekochtem Gemüse. Selbst für den, der's mag, wird das nach einer Woche schier unerträglich. Ausserdem nicht ausgewogen: entwässert übermäßig, enthält zu wenig Eiweiß, Enzyme, Vitamine.

Fazit:
Die wünschenswerte Ausgewogenheit der Nahrungsmittel, die optimale Versorgung mit Vitaminen, Mineralien, und lebenswichtigen Enzymen bekommen Sie eigentlich bei keiner dieser Diäten.

Das ist eben der Vorteil der Enzym-Diät; sie verändert als allererstes das Ernährungsbewußtsein. Und dann erlaubt sie, alles zu geniessen, was schlank macht, aber nicht krank.

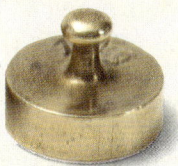

Was Hänschen nicht lernt...
Übergewicht bei Kindern.

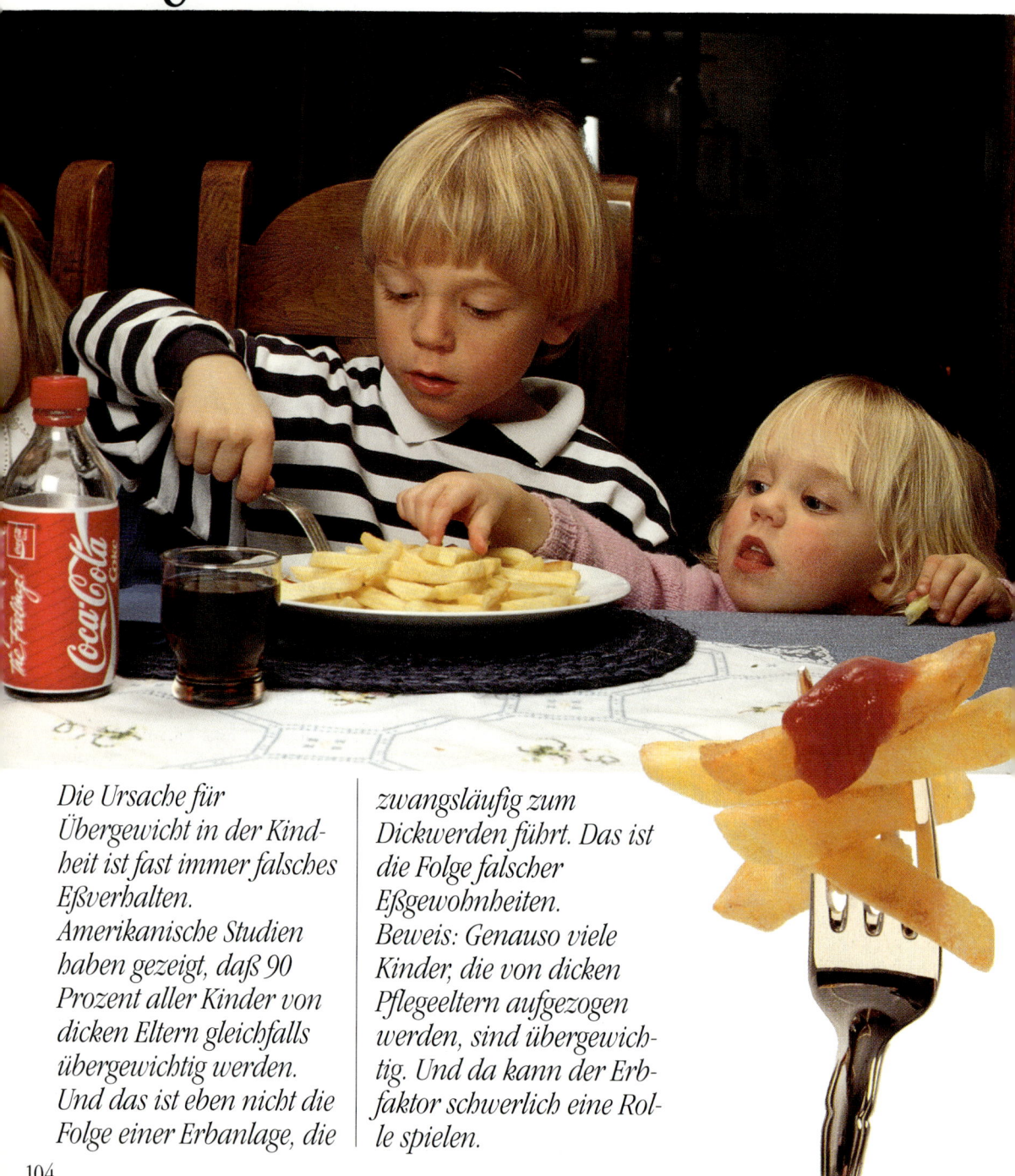

Die Ursache für Übergewicht in der Kindheit ist fast immer falsches Eßverhalten. Amerikanische Studien haben gezeigt, daß 90 Prozent aller Kinder von dicken Eltern gleichfalls übergewichtig werden. Und das ist eben nicht die Folge einer Erbanlage, die zwangsläufig zum Dickwerden führt. Das ist die Folge falscher Eßgewohnheiten. Beweis: Genauso viele Kinder, die von dicken Pflegeeltern aufgezogen werden, sind übergewichtig. Und da kann der Erbfaktor schwerlich eine Rolle spielen.

Prägen Sie sich ein:

Dicke Kinder werden nicht geboren, sondern zum Dicksein erzogen!

Der erste Grund: Der Fütterungstrieb der Eltern. Kräftige Babies mit Pausbacken und Rekordgewicht gelten als der besondere Stolz vieler Eltern, sie überfüttern daher ihre Babies permanent. Schon im Alter von wenigen Monaten dehnt sich der Kindermagen aus und es entstehen mehr Fettzellen als nötig.

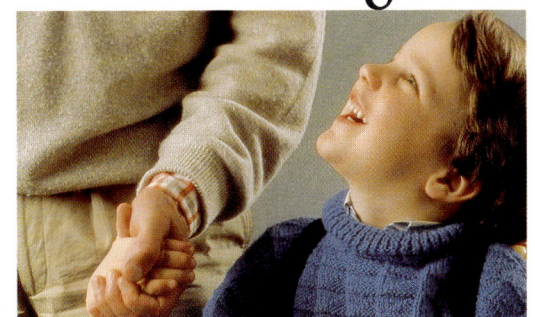

Der zweite Grund: Das Eßverhalten der Eltern und der übrigen Familienmitglieder prägt auch die Eßgewohnheiten der Kinder. Kinder lernen viel mehr durch das Vorbild der Eltern, als diese sich eingestehen wollen.

Der dritte Grund: Das ständige Angebot von Süßigkeiten und dickmachenden Knabbersachen im Haushalt. Schon beim Einkaufen beginnt die Verführung: in Augenhöhe sind stets die süßen und salzigen Dickmacher plaziert.

Der vierte Grund: "Der Teller wird leergegessen". Dieser Leitsatz, von vielen aus der kargen Nachkriegszeit übernommen, zieht automatisch dicke Kinder heran. Kinder, die sich daran gewöhnen, zu essen, auch wenn sie bereits satt sind. Ein unverzeihlicher Fehler. Erziehen Sie Ihre Kinder lieber dazu, nie größere Portionen zu nehmen

als ihr Magen fassen kann.

Der fünfte Grund: Essen als Trost. Familiäre Probleme führen oft dazu, daß man sich mit Essen tröstet. Durch Leckereien oder Mahlzeiten wird eine Scheinharmonie hergestellt. Kinder leiten daraus für das spätere Leben den Irrglauben ab, daß Partnerschaftsprobleme, Schwierigkeiten im Beruf oder in der Familie durch Pralinen oder eine deftige Brotzeit gelöst werden können.

Die Zeit der Pubertät, so schwierig sie auch sein mag, bietet gute Chancen, anerzogene falsche Eßgewohnheiten zu korrigieren. Die Jugendlichen geraten unter andere Einflüsse, sehen die Familie und deren Gewohnheiten kritisch, stellen übernommene Verhaltensmuster in Frage. Jetzt ist die Möglichkeit, ein neues Körperbewußtsein zu entwickeln, schlechte Gewohnheiten abzulegen, sich neue, gesün-

dere Lebensweisen anzueignen, sportliche Aktivitäten und Fitneß als neues, gutes Lebensgefühl zu entdecken. Dennoch bleibt ein erschreckend hoher Prozentsatz von Kindern, die während der Pubertät den Absprung nicht schaffen. Solchen Kindern kann ich nur mein Ernährungskonzept empfehlen.

Mit Hilfe meiner Enzym-Diät gelingt es jungen Menschen leichter, schlechte Eßgewohnheiten abzulegen und ein neues Körperbewußtsein zu entwickeln. Falls Ihr Kind noch nicht 16 Jahre alt sein sollte, empfehle ich Ihnen, vor der Diät mit Ihrem Arzt zu sprechen. Er wird Ihnen sagen, in welchem Zeitraum Sie die Diät durchziehen sollten oder ob Ihr Kind wegen des schnellen Wachstums in dieser Entwicklungsphase zwischendurch pausieren sollte.

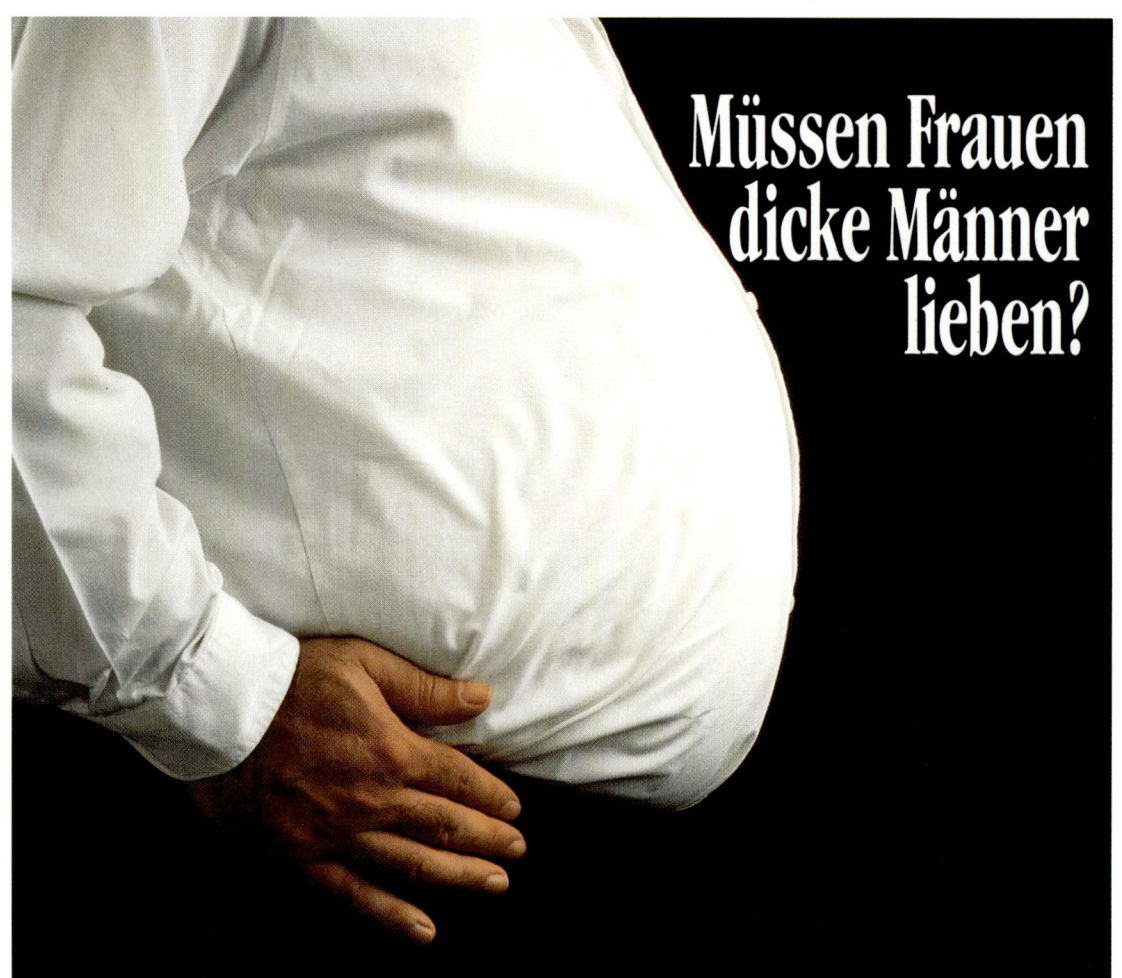

Müssen Frauen dicke Männer lieben?

Männer lieben schlanke Frauen. Warum eigentlich sollten dann Frauen dicke Männer lieben müssen?

Einen vernünftigen Grund dafür gibt es nicht. Es sei denn, die Männer hätten recht mit ihrer Behauptung, die Frauen seien selbst schuld am männlichen Übergewicht. Weil nämlich der übertriebene Pflege- und Füttertrieb der Frauen Ehemänner wie Söhne zu immer stattlicheren Exemplaren der Gattung Mann auswachsen läßt.

Und weil das übermäßige Füttern oft so etwas wie eine Eheversicherung sein soll: Wenn er dick ist, dann schaut ihn wenigstens keine andere mehr an ...

Realistischer ist die Theorie, daß Männer die Hetze des Alltags, den Karrieredruck, den Erfolgszwang im Beruf und die finanziellen Ansprüche der Familie häufig durch zwanghaftes Essen und übermäßigen Alkoholgenuß zu kompensieren versuchen.

Wie dem auch sei: Jeder zweite deutsche Mann entwickelt eine übergewichtige Figur - mit verdächtigen Ausbeulungen in der Gürtelgegend. Manche setzen Doppelkinn, Stiernacken, Schenkelfett oder sogar Männerbusen an.

Und viele von diesen unglücklichen Männern unternehmen verzweifelte Versuche, den lästigen Speck wieder loszuwerden.

Ich finde, das ist ihr gutes Recht. Männer haben Anspruch auf einen dynamischen Körper.

Mit meiner Enzym-Diät hat ihn schon mancher Mann wiedergefunden. Denn eines ist klar: von den herkömmlichen Diäten unterscheidet sich die Enzym-Diät dadurch, daß sie keine schädlichen Komponenten enthält. Im Gegenteil: sie aktiviert den natürlichen Reparaturbetrieb des Körpers durch Enzyme. Sie sorgt für Gewichtsverlust und gleichzeitig für eine Generalüberholung des ganzen Körpers.

Die Enzym-Diät ist eine Heilkur für alle Männer, die es sich beruflich oder zeitlich gar nicht leisten können, sich auf Kur schicken zu lassen.

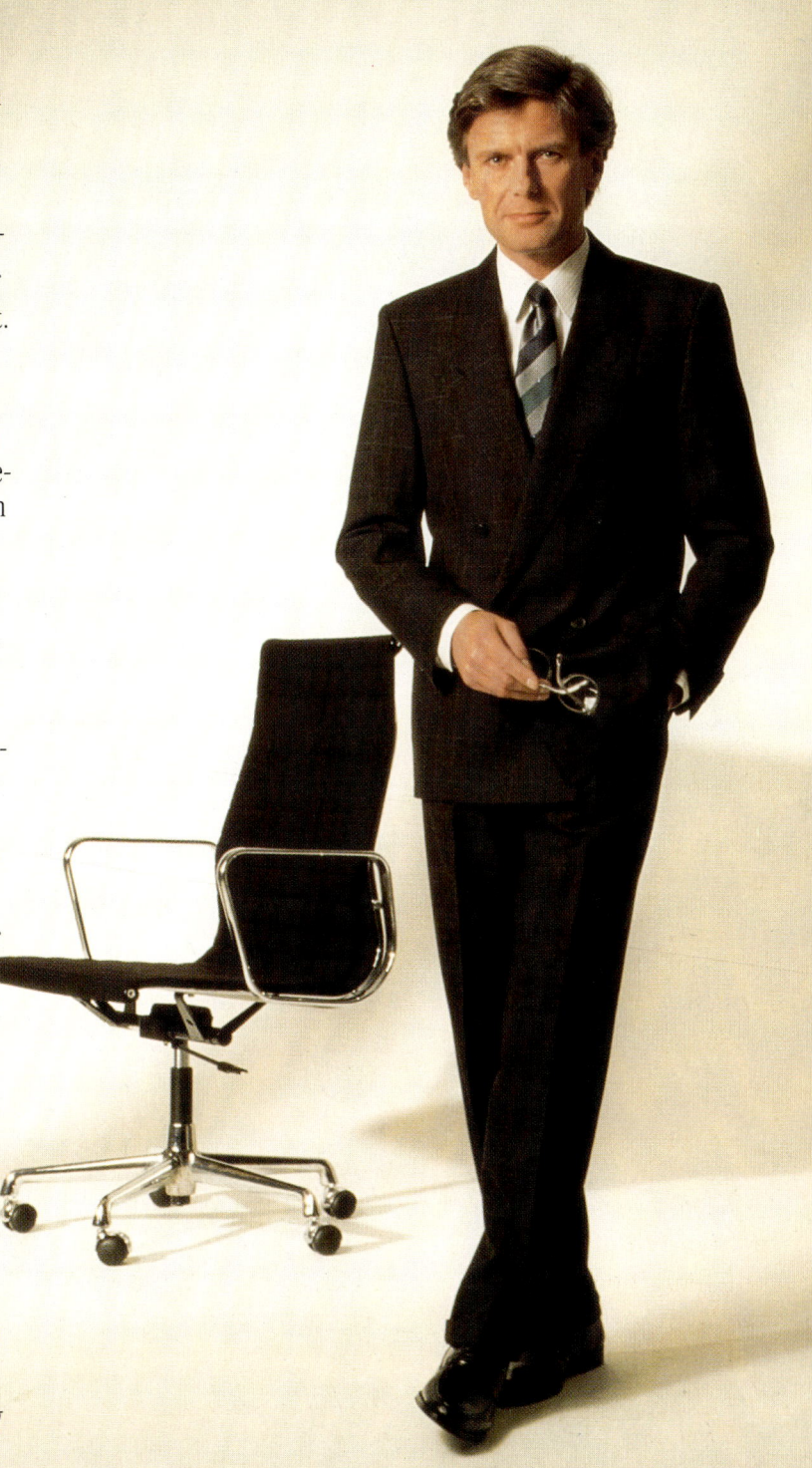

Männer haben Anspruch auf Figur. Auf einen Körper, der leistungsfähig und ansehnlich ist.

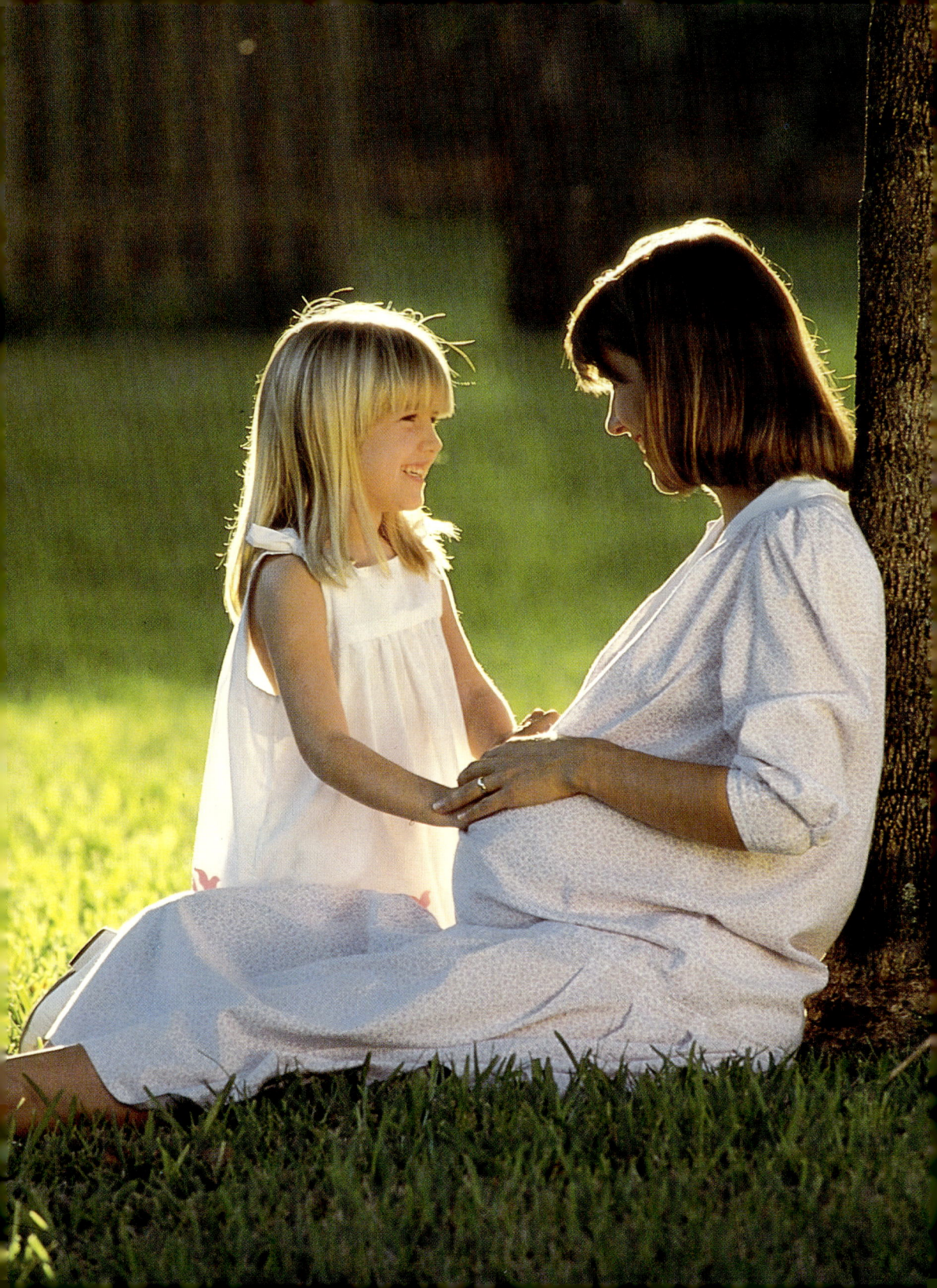

Diät in der Schwangerschaft

Grundsätzlich wird von kalorienreduzierten Diäten während einer Schwangerschaft abgeraten. Ernährungsexperten empfehlen eine tägliche Kalorienzufuhr von 2.500 kcal.

Richten Sie sich ruhig nach dieser Empfehlung. Lassen Sie sich aber von verlockenden Abbildungen in diesem Buch inspirieren – bereiten Sie sich Ihre Mahlzeiten nach den Regeln der Enzym-Diät.

Ein gesundes Baby wird es Ihnen später danken.

Mein persönlicher Tip:

Zur Verhütung von Schwangerschaftsstreifen gibt es heute sehr wirksame Pflegeprodukte in Form von Ölen, Lotionen und Cremes. Außerdem sollten Sie die Problemzonen täglich zehn Minuten lang mit dem "cellco-punktur-silhouette-Körperroller" (Seite 114-115) behandeln. Das führt zu einer besseren Durchblutung des Gewebes, Ihre Haut wird elastischer und widerstandsfähiger.

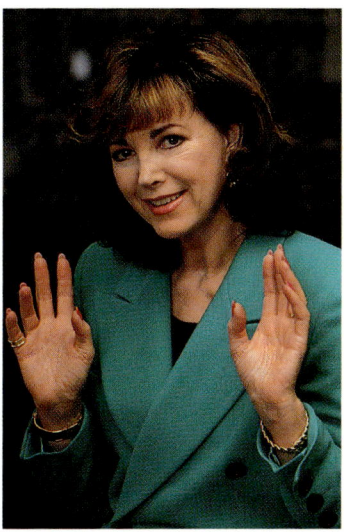

Warum nimmt man im Alter schwerer ab?

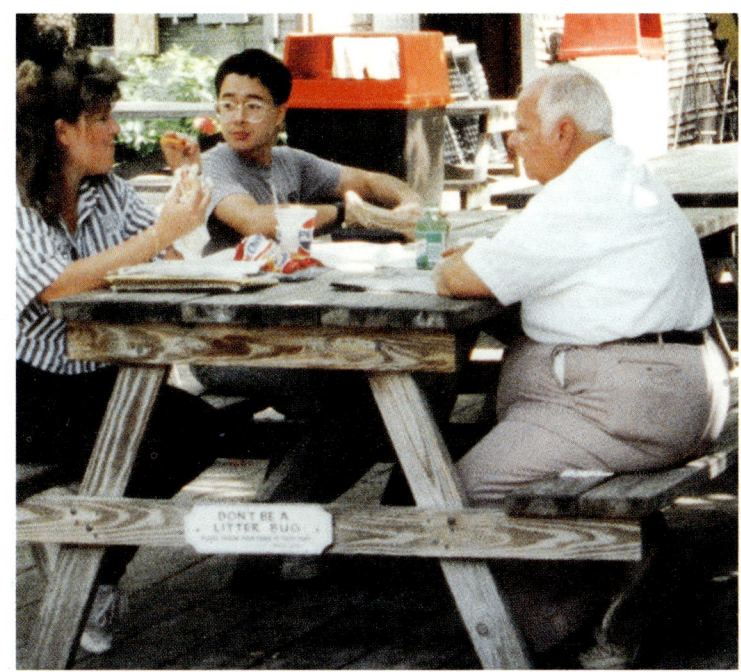

Im Alter läßt die körpereigene Enzymproduktion nach.

Sichtbare Folge: Die Haut wird faltig, weil sich die Zellteilung verlangsamt.

Unsichtbare Folge im Körper: Der altersbedingte Enzymmangel verlangsamt den gesamten Stoffwechsel. Dadurch baut der Körper Fettzellen nicht mehr so schnell ab und die Diät-Erfolge lassen gerade in den ersten Tagen auf sich warten.

Für ältere Menschen mit Gewichtsproblemen ist die Enzym-Diät ideal, weil damit der Stoffwechsel wieder normal funktioniert.

Verschaffen Sie sich mehr Bewegung!

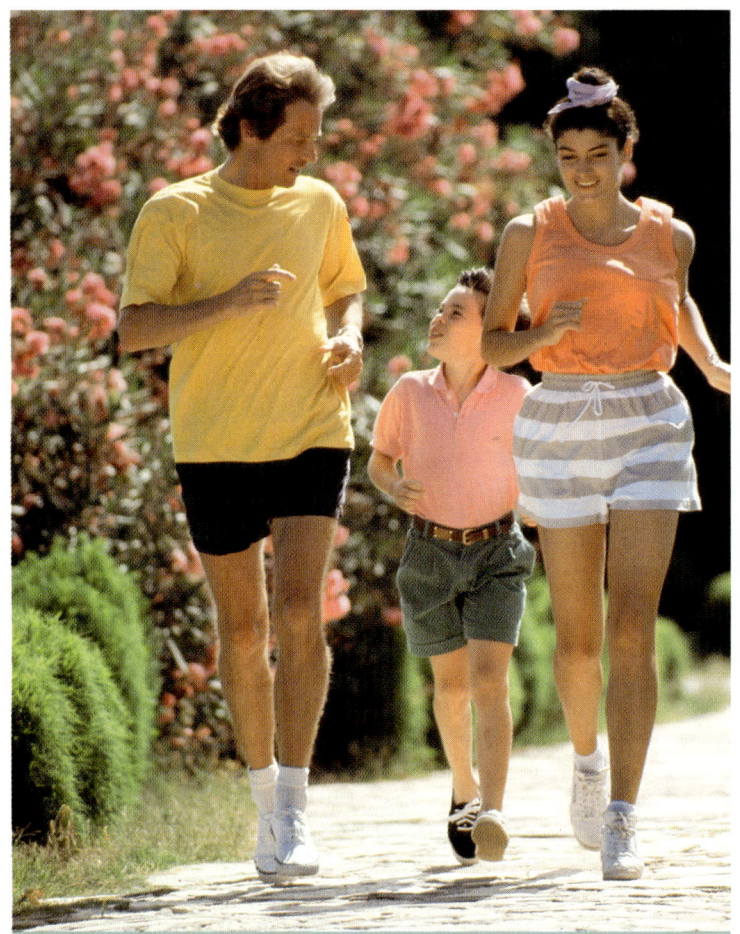

Das kostet Kalorien.

Allerdings, Bewegung allein macht nicht schlank. Beispielsweise sind 1 1/2 Stunden Spazierengehen umsonst, wenn Sie anschließend eine Flasche Bier oder 2 Gläser Rotwein bzw. zwei Scheiben trockenes Brot oder 100 g Corned Beef essen.

Unser Körper ist der beste Magermotor: Er leistet Ungeheures mit dem Brennstoff von sehr wenig Nahrung.

Wichtig bei der Diät ist eine naturbelassene, enzymreiche und reduzierte Ernährungsweise.

...und unerläßlich: Viel Bewegung!

Das wird Ihnen helfen, denn Bewegung aktiviert den Abtransport von Schadstoffen, die beim Abnehmen besonders stark anfallen und schnellstens aus dem Körper verschwinden sollten.
Hierdurch wird nun das gesamte Gefäßsystem Ihres Kreislaufs reaktiviert, denn dieser hat sich natürlich auf das veränderte

Durchschnittlicher Kalorienbedarf in 30 Minuten

	Kalorien		Kalorien
Aerobic	200-400	Laufen	300-500
Autofahren	60-120	Radfahren	150-280
Bergwandern	250-350	Reiten	150
Bodybuilding	250-400	Rudern	80-300
Bügeln	100	Schneeschaufeln	250
Büroarbeiten	70	Schwimmen	150-300
Fernsehen	40	Segeln	100-150
Fensterputzen	120	Skilanglaufen	250
Fußballspielen	230	Spazierengehen	70
Gartenarbeit	200-250	Squash	250-400
Golf	120-150	Tanzen	150-200
Gymnastik	150-300	Tennisspielen	200-250
Holzhacken	250	Wandern	100-200
Jogging	200-300	Windsurfen	100-250

Volumen Ihres Körpers erst ein-
zustellen.

Bewegung sorgt auch für gute
Durchblutung Ihrer Haut, die
sich den schwindenden Fettpol-
stern anpassen muß. Bei hohem
Gewichtsverlust schafft die Haut
das häufig nicht. Deswegen wirken tägliche Gewebemassagen,
auf die ich noch näher eingehen
werde, wahre Wunder.

Bewegung: Damit meine ich
nicht Marathonläufe oder das
Erklimmen von Viertausendern.
Am besten ist ein leichtes Dau-
ertraining an der frischen Luft:
strammes Spazierengehen, aus-
dauerndes Schwimmen, zügiges
Radfahren, auch Skilaufen oder
Joggen.

Amerikanische Ärzte sagen neu-
erdings, daß Jogger vorwiegend
Kohlenhydrate, Spaziergänger
dagegen vorwiegend Fett abbau-
en. Vielleicht kommt es nur
daher, daß geübte Jogger meist
nicht so viel Fett haben. Die Ärzte raten jedenfalls dazu, bei einer
Diät täglich wenigstens 40 bis 50
Minuten zügig zu gehen. Für
wenig sportliche Menschen-
typen ist das unerläßlich.

Bauen Sie immer mal ein klei-
nes Bewegungstraining in Ihren
Tagesablauf ein, denn das bringt
größeren Nutzen als Sie vielleicht glauben. Lassen Sie öfter
das Auto in der Garage. Erledigen sie kleine Besorgungen mit
dem Fahrrad. Der Weg zum
Abnehmerfolg führt nicht über
den Lift, sonder immer über die
Treppe.

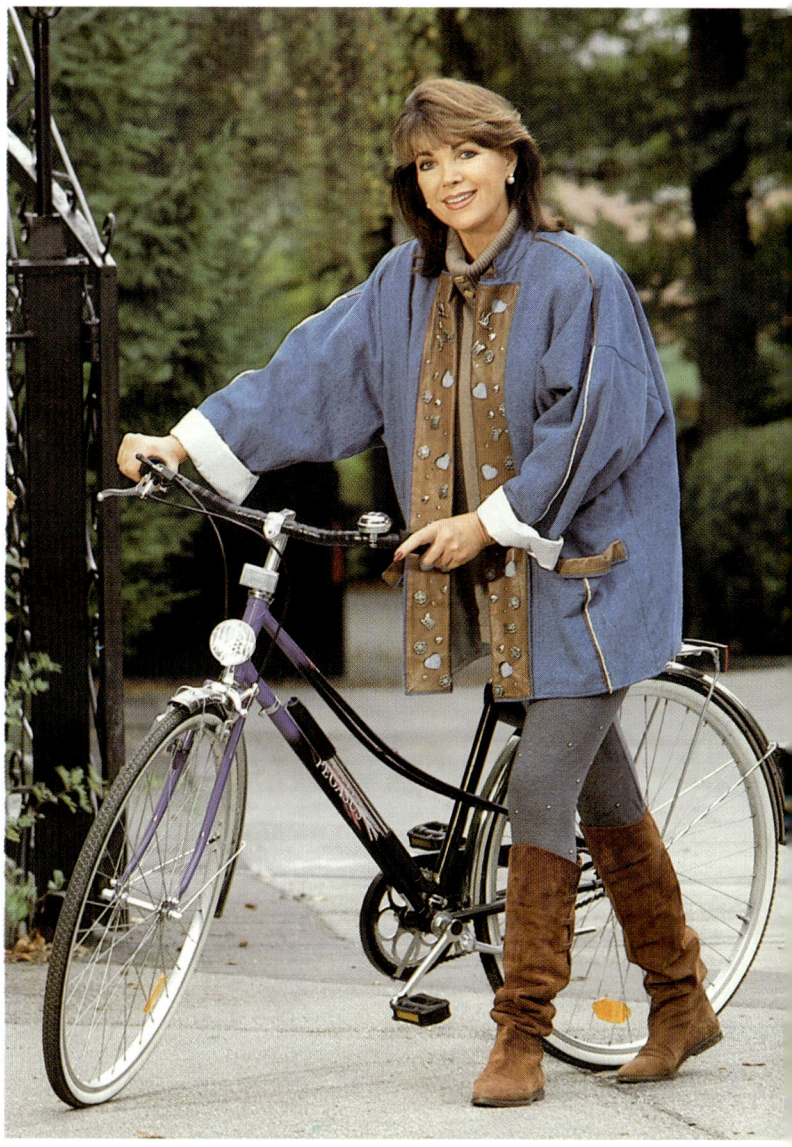

Radfahren macht nicht nur
Spaß. Es trainiert auch Bauch-
und Beinmuskeln und stärkt die
Lunge. Die körperliche Anstren-
gung läßt sich gut dosieren.
Wirbelsäule und Gelenke werden geschont. Deshalb ist Radfahren für stark Übegewichtige
dem Joggen vorzuziehen, das,
vor allem bei Ungeübten, die
Gelenke sehr stark belasten
kann.
Kalorienbedarf bei einer halben
Stunde Radfahren:
150 bis 280 - je nach Tempo.

Gymnastik für Ihre Schönheit

Einfache gymnastische Übungen sollten unbedingt in Ihrem neuen Lebensprogramm Platz haben. Es ist zwar ein Ammenmärchen, daß ein bißchen Gymnastik nun ausgerechnet die Fettpolster an Bauch, Hüfte, Po oder Schenkeln abbaut. Gymnastik tut vielmehr etwas ganz anderes: sie stärkt alle Muskelgruppen, die Sie brauchen für Ihr neues, königliches Lebensgefühl. Die Muskeln, die Ihr Rückgrat stützen. Die Muskeln, die Ihre Gelenke entlasten. Die Muskeln, die Ihre Bauchdecke straffen und Ihnen Haltung geben.

Und die Hauptsache: Gymnastik sorgt, was wenige wissen, für die Gesunderhaltung der Organe. Die Durchblutung und Regenerierung von Leber, Niere, Milz werden gefördert. Die richtige Ernährung, der Sie sich ja nun verschrieben haben, hilft Ihnen dabei, den Organen alle wichtigen Stoffe zuzuführen.

Gymnastik hilft aber auch zur Erhaltung der Schönheit. Mit einer elastischen Wirbelsäule und federndem Gang fühlen Sie sich wie Mitte zwanzig - auch wenn Sie bereits in den Vierzigern sind.

Viel zu wenige Menschen machen sich bewußt, daß Gesundheit und Schönheit auf einer optimalen Durchblutung des gesamten Organismus beruhen, auf einem gesunden Kreislauf, einem normalen Blutdruck. Optimale Durchblutung aber erzielen Sie durch eine sinnvolle Kombination von Bewegung, Gymnastik und Sauerstoffaufnahme.

Und auch zu einer optimalen Versorgung mit Sauerstoff gehört eine spezielle Gymnastik. Denn wer weiß schon, wie man richtig atmet. Viele gymnastische Übungen stärken die Atemmuskulatur, weiten den Brustkorb, in dem sich die beengte Lunge dann wieder richtig ausdehnen kann.

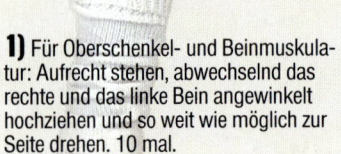

1) Für Oberschenkel- und Beinmuskulatur: Aufrecht stehen, abwechselnd das rechte und das linke Bein angewinkelt hochziehen und so weit wie möglich zur Seite drehen. 10 mal.

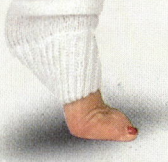

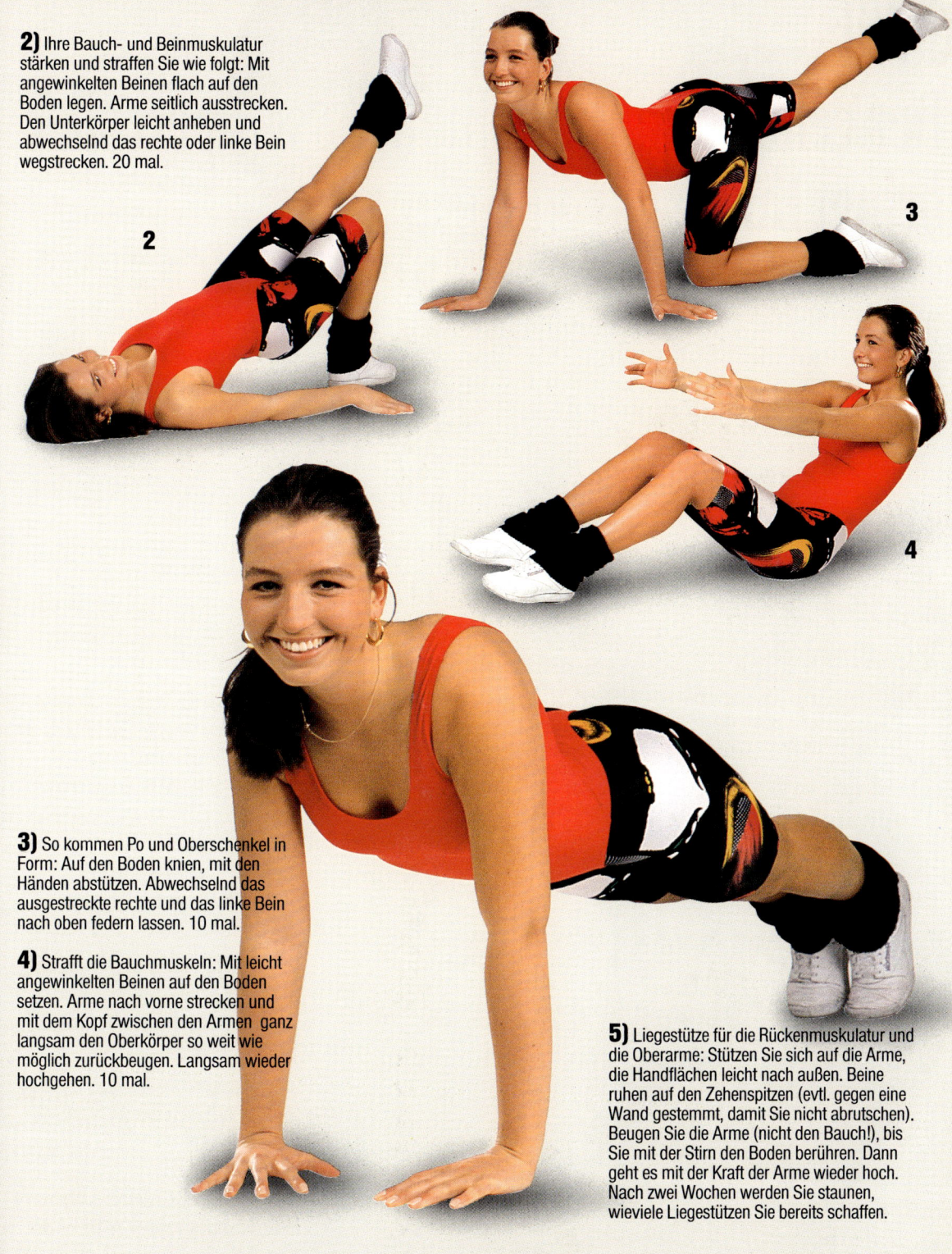

2) Ihre Bauch- und Beinmuskulatur stärken und straffen Sie wie folgt: Mit angewinkelten Beinen flach auf den Boden legen. Arme seitlich ausstrecken. Den Unterkörper leicht anheben und abwechselnd das rechte oder linke Bein wegstrecken. 20 mal.

2

3

4

3) So kommen Po und Oberschenkel in Form: Auf den Boden knien, mit den Händen abstützen. Abwechselnd das ausgestreckte rechte und das linke Bein nach oben federn lassen. 10 mal.

4) Strafft die Bauchmuskeln: Mit leicht angewinkelten Beinen auf den Boden setzen. Arme nach vorne strecken und mit dem Kopf zwischen den Armen ganz langsam den Oberkörper so weit wie möglich zurückbeugen. Langsam wieder hochgehen. 10 mal.

5) Liegestütze für die Rückenmuskulatur und die Oberarme: Stützen Sie sich auf die Arme, die Handflächen leicht nach außen. Beine ruhen auf den Zehenspitzen (evtl. gegen eine Wand gestemmt, damit Sie nicht abrutschen). Beugen Sie die Arme (nicht den Bauch!), bis Sie mit der Stirn den Boden berühren. Dann geht es mit der Kraft der Arme wieder hoch. Nach zwei Wochen werden Sie staunen, wieviele Liegestützen Sie bereits schaffen.

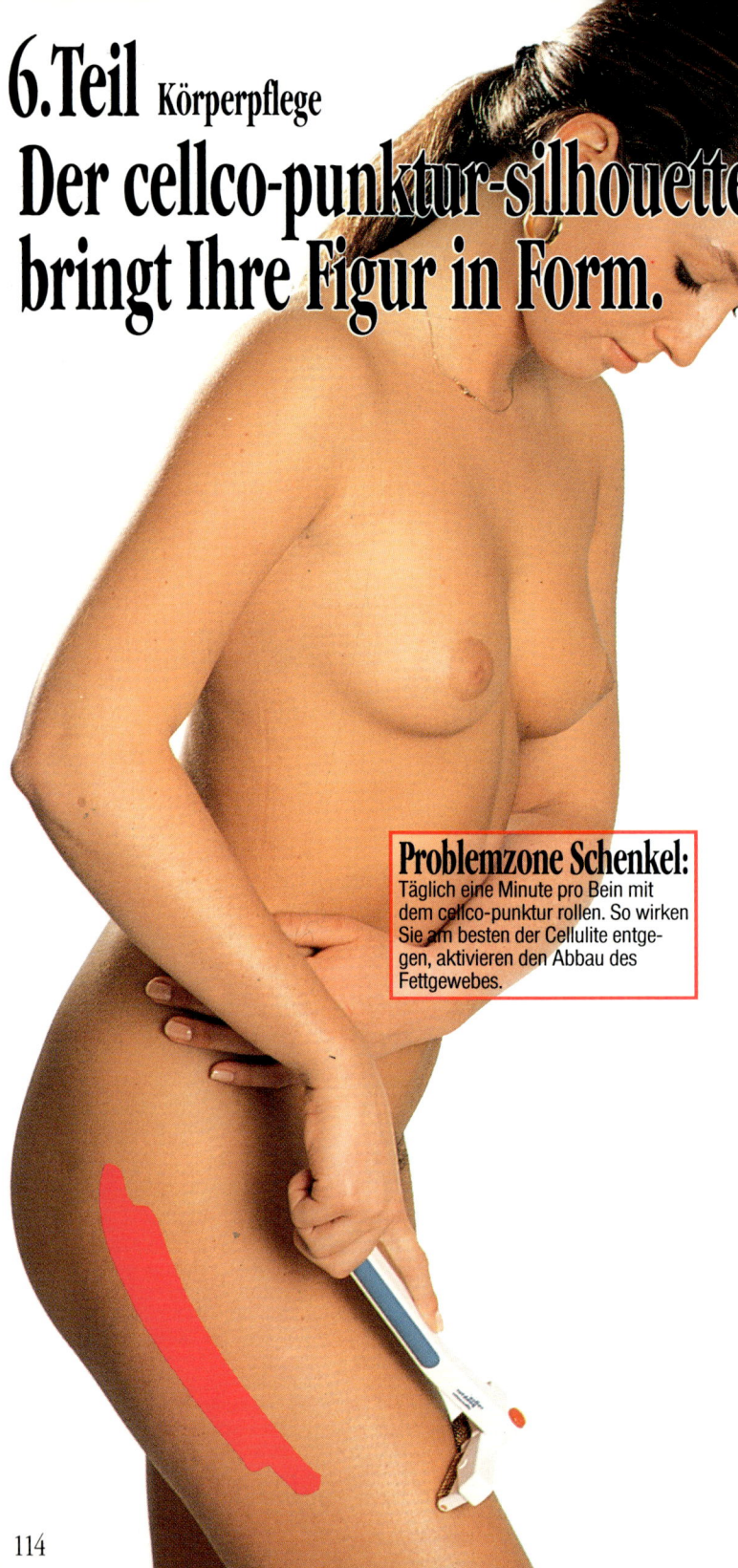

Der cellco-punktur-silhouette Körperroller bringt Ihre Figur in Form.

Schon 10 Minuten täglich reichen aus, um Ihre Probleme an Bauch, Po, Oberschenkel nach und nach »wegzurollen«.

Je mehr Sie abnehmen, desto wichtiger ist die Straffung von Haut und Gewebe. Ihre Diät läßt die Fettzellen allmählich schrumpfen, das Körpervolumen verringert sich erfreulich. Nur kommt die Haut oft nicht so schnell nach mit der Anpassung: sie wird schlaff.

Tun Sie etwas dagegen: Rollen Sie Ihre Problemstellen täglich 10 Minuten lang mit dem cellco-punktur-silhouette Körperroller. Er massiert mit hunderten von kleinen vergoldeten Zacken Ihre Haut bis in die Tiefe des Bindegewebes und regt zur besseren Durchblutung an.

Er sorgt für den Abtransport von Gift- und Schadstoffen, stimuliert das Lymphsystem und kräftigt die Muskeln.

Ihr Bindegewebe festigt sich, die Haut strafft sich, bleibt elastisch während und nach der Gewichtsabnahme.
Den cellco-punktur-silhouette Körperroller gibt es in der Apotheke.

Problemzone Schenkel:
Täglich eine Minute pro Bein mit dem cellco-punktur rollen. So wirken Sie am besten der Cellulite entgegen, aktivieren den Abbau des Fettgewebes.

Durch Knopfdruck läßt sich der schwenkbare Rollerkopf längs- oder querstellen.

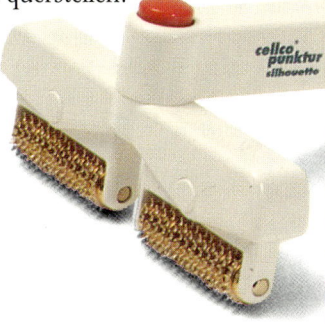

Mit 494 vergoldeten Zacken auf zwei schwenkbaren Rollen paßt sich der cellco-punktur-silhouette Körperroller jeder Körperform an.

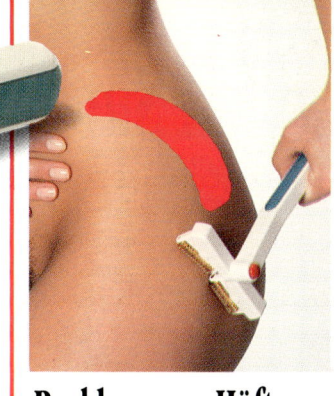

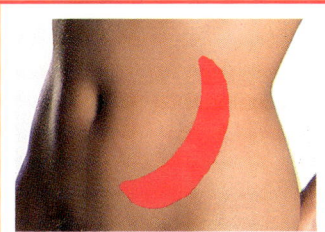

Problemzone Hüfte:

Bei der Frau sammeln sich in diesem Bereich die stärksten Fett-polster an. Rollen Sie Ihre Hüften pro Seite täglich eine Minute lang.

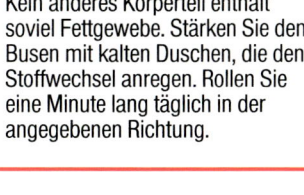

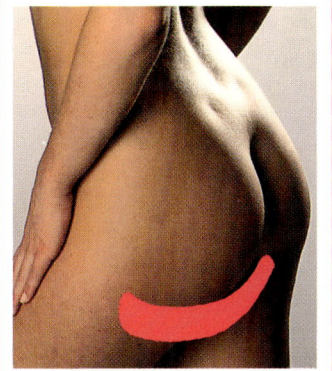

Problemzone Busen:

Kein anderes Körperteil enthält soviel Fettgewebe. Stärken Sie den Busen mit kalten Duschen, die den Stoffwechsel anregen. Rollen Sie eine Minute lang täglich in der angegebenen Richtung.

Problemzone Po:

Ein Körperteil mit viel Fettgewebe, meist schlecht durchblutet. Die Goldzacken des cellco-punktur-Rollers kurbeln beim Rollen den Stoffwechsel an, straffen das Gewebe. Täglich eine Minute rollen.

Problemzone Bauch:

Bauchmuskeln sind meist die am wenigsten trainierten Muskelgrup-pen Ihres Körpers. Trainieren Sie sie täglich zwei Minuten mit dem cellco-punktur-Roller. Das strafft die Bauchdecke, verbessert die Durchblutung.

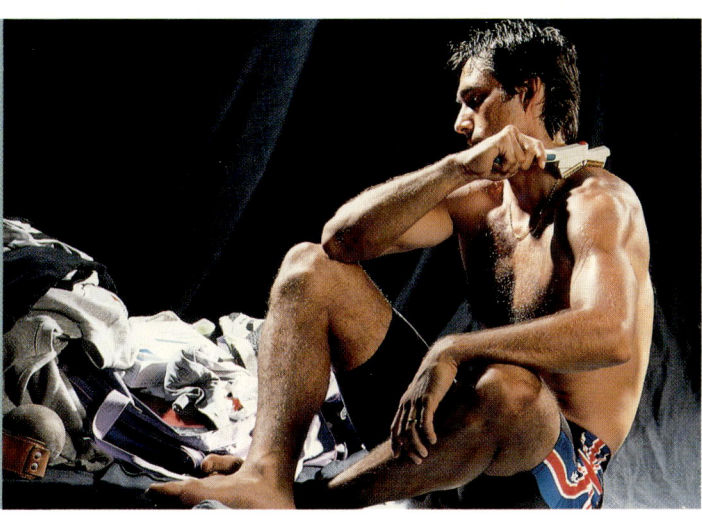

Durch Rollen wird das Gewebe aktiviert und wieder aufnahmefähig gemacht für Sauerstoff und Nährstoffe, die die Haut festigen. Das Bindegewebe strafft sich, es ist kein Platz mehr für über-große Fettzellen und gestaute Lymph-flüssigkeit.

Auch bei Muskelverspannung, Nerven-reizungen und Durchblutungsstörun-gen wird der cellco-punktur-Roller mit Erfolg eingesetzt. Bei Muskelkater, bei Sehnen- oder Gelenküberlastungen und zur Lockerung des gesamten Bewegungsapparates. Er gehört übrigens zur Ausrüstung der Olympia-Zehnkämpfer und Leichtathleten.

Rollen Sie sich schön!

Mit dem cellco-punktur-facebuilder.

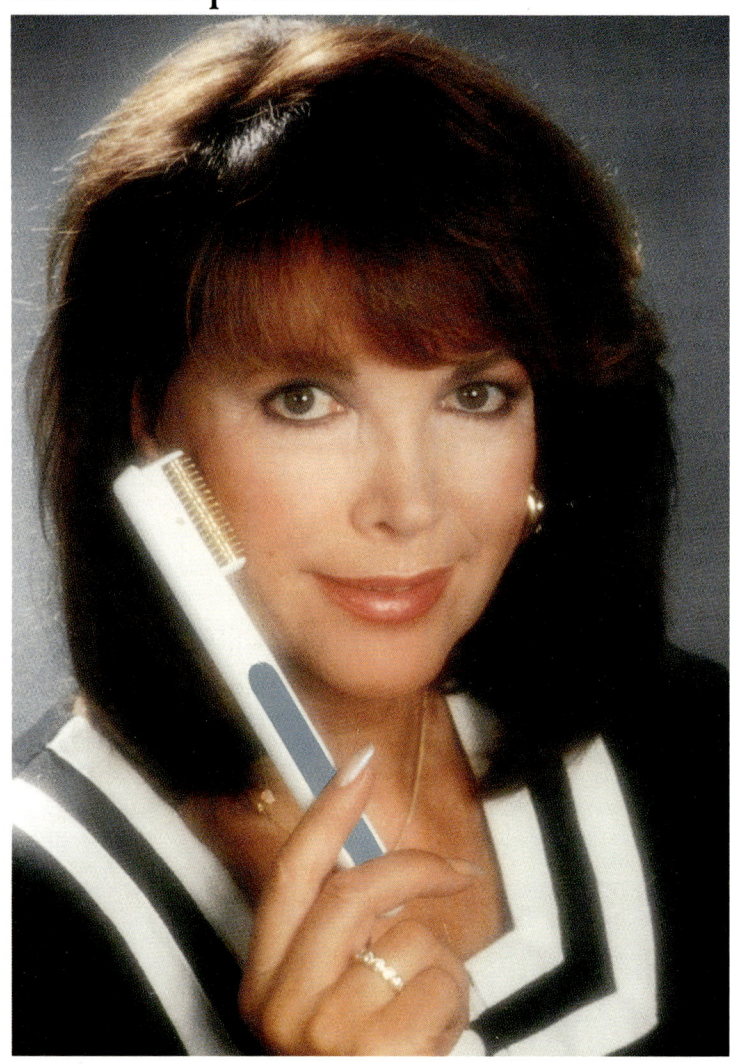

285 vergoldete Massagespitzen rollen sanft über Ihre Haut und lösen Haut-, Muskel- und Nervenreflexe aus. Dadurch verbessert sich die Durchblutung, es gelangen mehr Sauerstoff und Nährstoffe zu den Zellen der Haut.

Die gesamte Behandlung dauert nur fünf bis zehn Minuten. Aber es lohnt sich. Die Haut wird elastischer, Fältchen flachen ab, Ihr Teint wirkt wieder jugendfrisch.

Den cellco-punktur-facebuilder erhalten Sie in der Apotheke.

Beim Abnehmen reduzieren sich auch die Fettpölsterchen an Hals, Wangen, im ganzen Gesicht, es bilden sich Fältchen.

Ihre Gesichtshaut braucht Hilfe, um sich anzupassen und zu straffen.

*Der von Dermatologen entwickelte **cellco-punktur-facebuilder** stimuliert die Durchblutung, den Zellstoffwechsel und den Lymphfluß im Gesichtsbereich. Haut- und Muskelzellen werden besser durchblutet, optimal ernährt. Pflegeprodukte werden besser aufgenommen. Ihr ganzes Gesicht wirkt frisch und entspannt.*

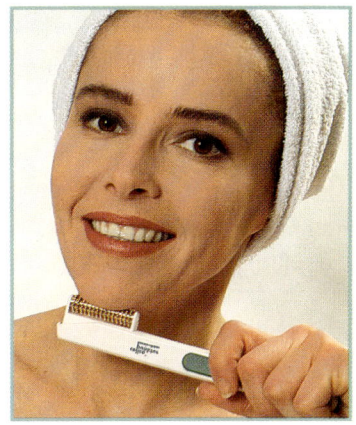

1. Beginnen Sie die Gesichtsmassage mit der Kinnpartie.

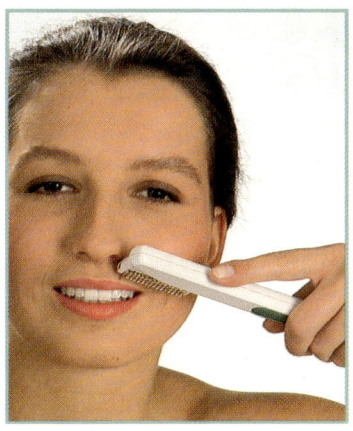

2. Rollen Sie die Partien oberhalb der Lippen und seitlich der Nasenflügel.

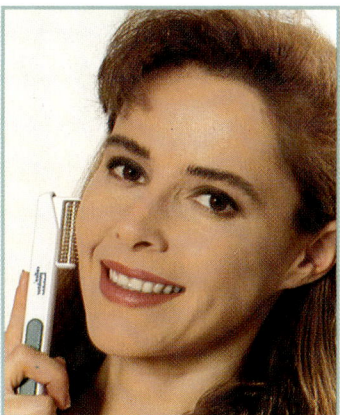

3. Wangen-Massage: hier wird der Roller schräg von den Mundwinkeln zu den Schläfen geführt.

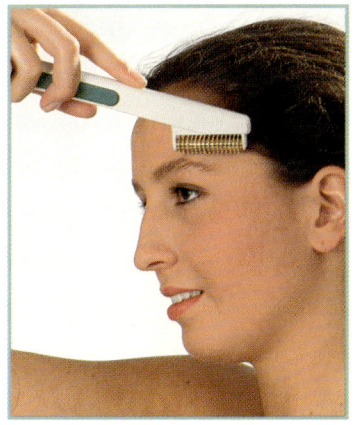

4. Lassen Sie den Roller mit leichtem Druck über Ihre Schläfen gleiten.

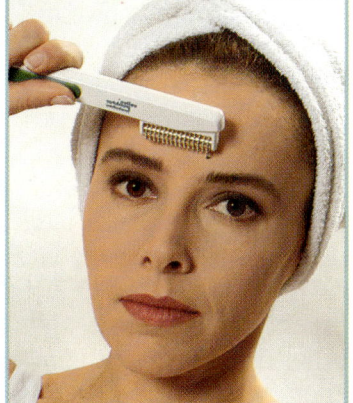

5. Die Stirn wird vom Haaransatz bis zu den Augenbrauen abgerollt.

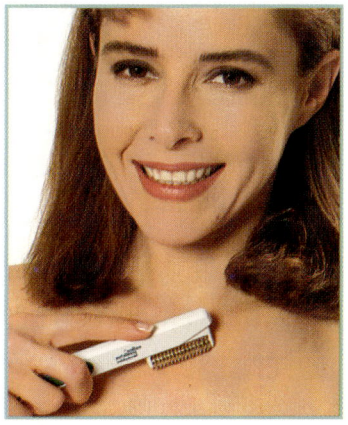

6. Nach der Gesichtsbehandlung rollen Sie den ganzen Hals und das Dekolleté.

Mein persönlicher Tip:

Entfernen Sie Ihr Make-up grundsätzlich jeden Abend – auch wenn es einmal sehr spät wird. Ihre Poren brauchen Luft zum Atmen! Massieren Sie Gesicht, Hals und Dekolleté vor dem Schlafengehen fünf Minuten lang. Ihre Haut wird wunderbar durchblutet, Sie werden dieses Gefühl nicht mehr missen wollen. Und der Erfolg wird sich bald zeigen.

Die zehn wichtigsten Fragen

1) Warum fünf Mahlzeiten täglich?

Dafür gibt es eine ganze Reihe von Gründen. Hier nur die wichtigsten: Ihr Magen hat immer etwas zu tun, wenn Sie alle paar Stunden eine Kleinigkeit zu sich nehmen. Es kommt so schnell kein Hungergefühl auf, denn der Blutzuckerspiegel sinkt nie auf ein Tief. Bei fünf Mahlzeiten kommt der Stoffwechsel nie in Versuchung, auf Schongang zu schalten und die angebotene Nahrung stärker als sonst auszunutzen, statt die Fettreserven zu plündern.

2) Ist Kaffee während der Diät erlaubt?

Ich liebe Kaffee und ich bin gegen Verbote. Aber ich rate: Versuchen Sie während der Diät den Genuß von Kaffee etwas einzuschränken. Denn so positiv Kaffee auch für den Kreislauf ist, er hat gerade bei einer Diät auch Nachteile. Die Gerbsäure regt einerseits den Magen an, behindert andererseits aber die Aufnahme bestimmter Vitamine und Enzyme. Und die Phosphorsäure des Kaffees blockiert ein bis zwei Stunden nach dem Genuß des Kaffees die Kalziumaufnahme. Kalzium ist jedoch das Mineral, das Knochen, Zähne und Nerven während einer Diät dringend brauchen.

3) Wieviel Salz soll man essen?

Salz ist ein lebenswichtiger Stoff, der den Wasserhaushalt im Körper reguliert. Ernährungsexperten sind längst davon abgekommen, Salz auf der ganzen Linie zu verdammen. Zu wenig Salz beeinträchtigt den Stoffwechsel und die notwendigen chemischen Reaktionen des Körpers. Zuviel Salz bindet unnötig viel Wasser im Organismus.
Ärzte raten: nicht mehr als fünf Gramm Salz pro Tag - die meisten Deutschen bringen es auf das Doppelte bis Dreifache. Extrem salzarme Kost bei Abnehm-Diäten verfälscht die Erfolge: der Körper verliert Wasser, dörrt sozusagen aus, die Haut wird unschön - aber häufig bleiben die Fettpolster.
Ich rate: Sparen Sie mit Salz, aber verteufeln Sie es nicht. Machen Sie sich bewußt, daß vor allem Brot, Wurst, Fertigsuppen, Soßen aus der Tüte, Kartoffelgerichte aus der Trockenpackung und fast alle Käsesorten besonders viel verstecktes Salz enthalten!

4) Ist Alkohol erlaubt?

Gegen ein Gläschen Weißwein am Tag ist nichts einzuwenden. Alkohol in geringen Mengen regt Herz und Kreislauf an, hat sogar eine stimulierende Wirkung auf den Stoffwechsel.
Anders ist es mit Schnaps und Bier. Das sind zwei Kalorienbomben, die schnell den Diät-Plan durcheinanderbringen. Alkohol hemmt übrigens auch die Ausscheidung von schädlichen Stoffen aus dem Körper wie beispielsweise Harnsäure. Darum mein Rat: Wenn Sie in eine Situation kommen, in der Sie wirklich schlecht nein sagen können, trinken Sie eine Weißweinschorle oder ein alkoholfreies Bier. Dann bleiben Sie immer noch auf der sicheren Diät-Seite.

5) Was tun, wenn man schwach geworden ist?

Werfen Sie bloß nicht gleich die Flinte ins Korn, wenn mal die Naschsucht mit Ihnen durchgegangen ist. Oder wenn Sie gar ein paar Tage aus Ihrer Diät ausgebrochen sind!
Rufen Sie sich in Erinnerung, was Sie eigentlich erreichen wollten. Und dann wiederholen Sie die Diätwoche, in der Sie schwach geworden sind.
Danach machen Sie nach Programm weiter.
Ich sage Ihnen: Sie schaffen es!

zur Enzym-Diät

6) Kann man die Enzym-Diät auch ohne Gemüse durchführen?

Wenn Sie Gemüse überhaupt nicht mögen, können Sie diese Diät nicht machen. Aber prüfen Sie doch einmal, ob Ihre Abneigung begründet ist. Es kann sein, daß Sie verschiedene Gemüse nicht mögen, weil Sie aus Ihrer Kindheit Vorurteile hegen.

Bei der Vielfalt der Gemüsesorten gibt es sicher einige, die Sie akzeptieren können. Und bei der Enzym-Diät tauschen Sie Ihre Favoriten einfach gegen die in den Rezepten angegebenen Gemüsesorten aus.

7) Hilft Sauna beim Abnehmen?

Ja. Sauna untestützt den gesundheitlichen Effekt der Diät. Allerdings sind Pfunde, die Sie in der Sauna loswerden, reiner Wasserverlust, der anschließend durch Getränke sofort wieder ausgeglichen wird. Ansonsten fördert Sauna die Durchblutung, aktiviert den Kreislauf, hilft dabei, Schadstoffe und Abbauschlacken auszuscheiden. Darauf beruht auch die lindernde Wirkung der Sauna bei Rheuma oder Ischias.

8) Was tun, wenn die Lust auf Süßes kommt?

Heißhunger auf Süßigkeiten kommt während einer Diät manchmal vor. Sie wissen: Gelegenheit macht Diebe. Sorgen Sie also dafür, daß Sie möglichst keine Vorräte von Kalorienbomben im Haus haben. Oft ist Obst ein guter Ersatz. Gönnen Sie sich ein paar Litchis oder Himbeeren. Am besten haben Sie stets TRI-S-ZYM + 10B-Kautabletten zur Hand. Sie stillen den Heißhunger auf Süßigkeiten, haben kaum Kalorien und reduzieren sogar nachhaltig das Hungergefühl.

9) Ich schlafe weniger, fühle mich vitaler. Warum?

Das ist leicht zu erklären: durch die vermehrte Enzymzufuhr arbeiten Ihre Organe intensiver.

Zwischen Mitternacht und frühen Morgen, wenn das Herz ruhig ist und das Gehirn sanft träumt, kommt die enzymatische Müllabfuhr, räumt mit Schlacken, Zelltrümmern und mit Resten von besiegten Keimen im Organismus auf. Im Schlaf erscheinen in den Blutgefäßen die Straßenfegertrupps der Enzyme, um Cholesterin und Kalk aus den Adern zu fegen. Da rücken Enzym-Montagetrupps an, bewaffnet mit Mineralien und Vitaminen, um strapazierte Muskelfasern zu reparieren und die beschädigte Hülle von Zellen auszubessern.

Dadurch wird Ihr Geist wacher, Ihr Schlafbedürfnis sinkt.

10) Was, wenn die Verdauung nicht funktioniert?

Bei einer Diät stellen sich die Verdauungsorgane erst auf die neuen Bedingungen ein. Das ist ganz normal.

Eigentlich sorgt die faserstoffreiche Kost der Enzym-Diät für eine gute Darmpassage der Nahrung.

Sollte sich dennoch am Anfang Verstopfung einstellen, ergänzen Sie die Rohkost mit TRI-S-ZYM-Creme-Shakes, in die Sie jeweils einen Eßlöffel Weizenkleie oder Leinsamenschrot geben. Sorgen Sie für ausreichend Bewegung an der frischen Luft.

In hartnäckigen Fällen hilft auch ein Glas Wasser mit einer gepreßten Zitrone vor dem Frühstück.

Stress, Erfolgszwang, private Probleme:

Manche schaffen es nicht allein, sie brauchen Hilfe.

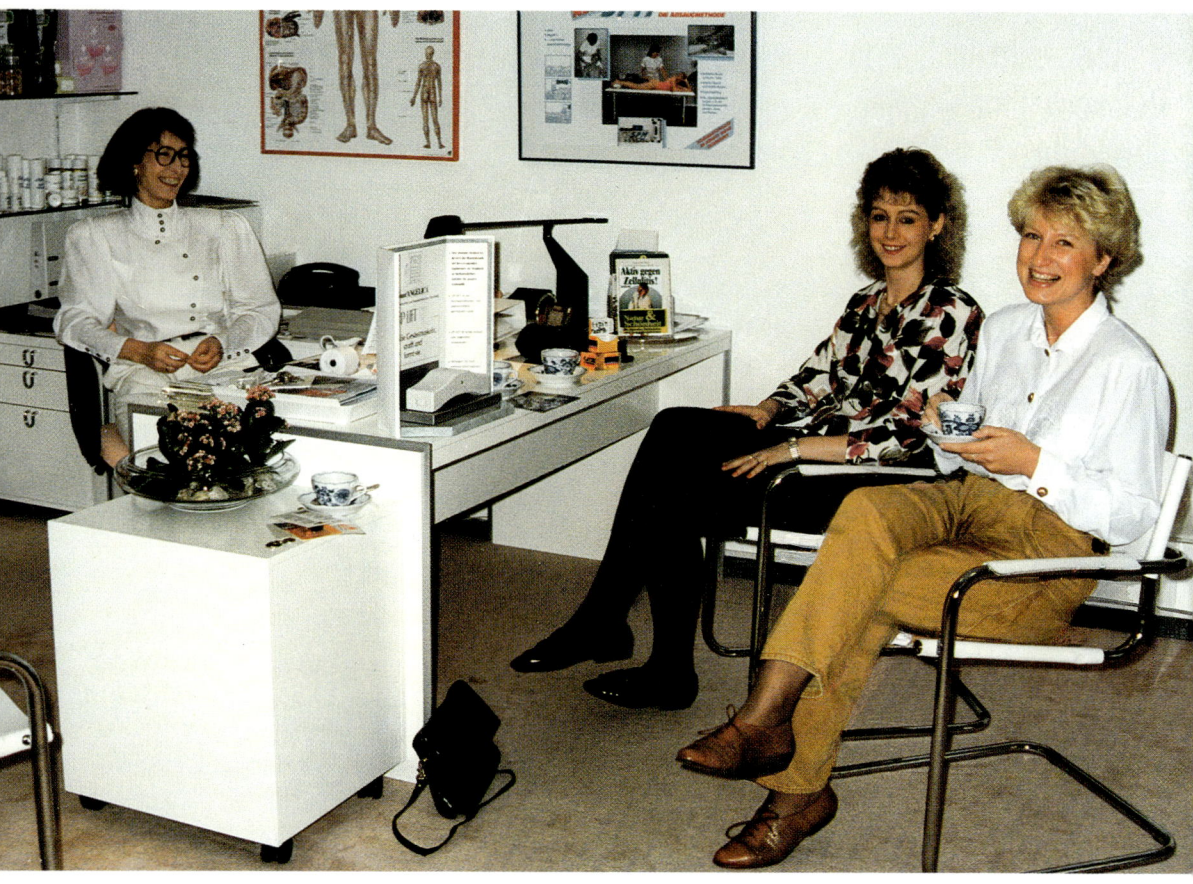

Ingrid Schless berät Sie, wenn Übergewicht zum gesundheitlichen Problem wird.
Ingrid Schless ist Heilpraktikerin und Expertin für Ernährungsfragen.

Die beiden Damen auf dem Bild, Sie haben sie schon auf den Seiten 83 und 85 kennengelernt, sind durch die fachgerechte Betreuung von Ingrid Schless schlank geworden. Ingrid kennt den perfekten Weg zum Schlanksein aus dem reichen Schatz der Erfahrungen mit ihren Patienten.

Als Therapie setzt sie die Enzym-Diät erfolgreich ein und führt ihre Patienten zu einer bewußten, gesunden Lebensweise.

Wenn Sie Ihr Figurproblem nicht alleine lösen können, rufen Sie Ingrid Schless einfach an. Gemeinsam finden Sie Ihre persönliche Lösung.
Die Telefon-Nummer:
0 28 01-67 66

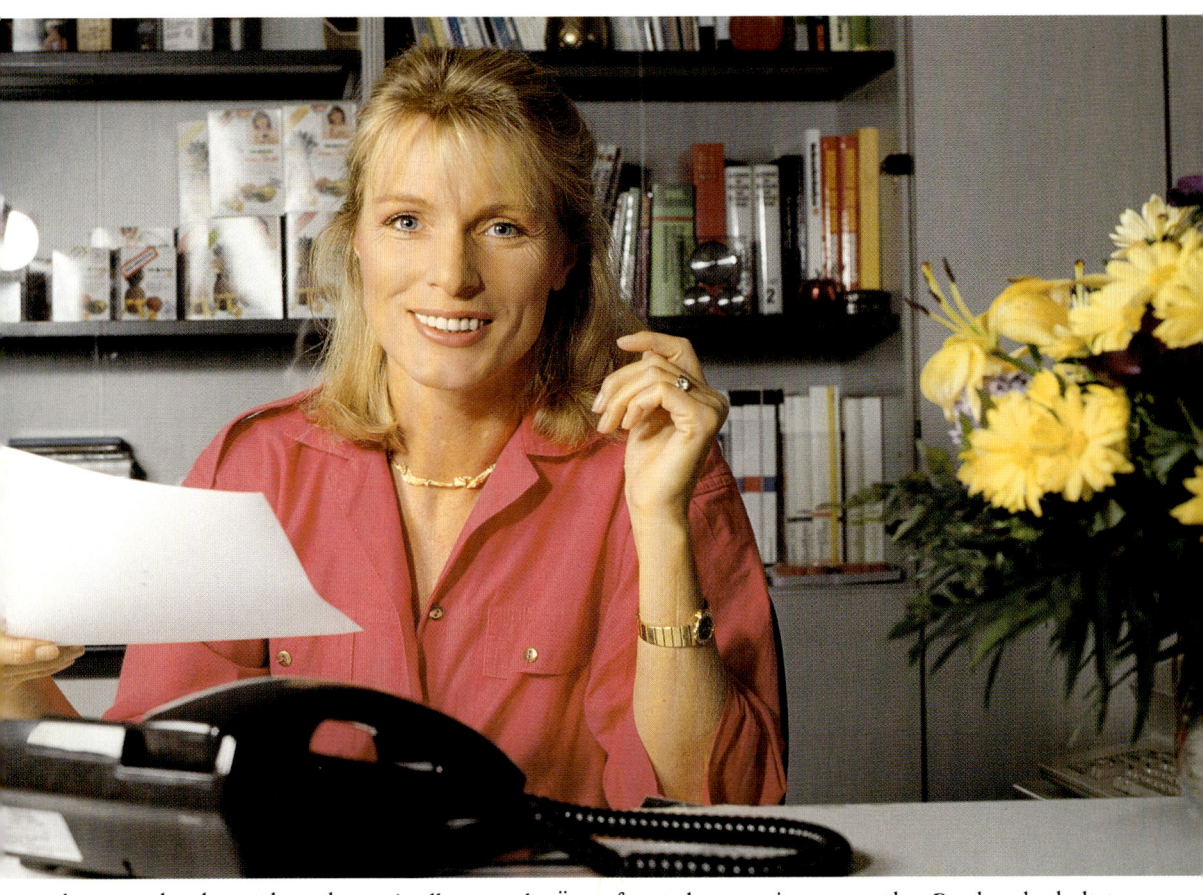

Jeder Mensch sehnt sich nach Glück und Geborgenheit. Ilse Dorandt hat gefunden, wonach wir alle streben.

Vor 7 Jahren hatte diese Frau durch einen Betrunkenen einen Autounfall. Sie war klinisch tot und lag drei Wochen im Koma. Sämtliche Organe waren zerrissen, das Gehirn gequetscht und die Beine zertrümmert. Die Ärzte sprachen von einem Wunder, daß sie überhaupt noch lebt. Sie war 100% behindert; alles was die Ärzte für sie hatten, war ein Rollstuhl.

Ilse Dorandt:"Die ärztliche Diagnose reichte für mich nicht aus, um weiterzuleben. Ich nahm mein Leben selbst in die Hand und änderte meine Gedanken. Heute gehe ich wieder auf meinen eigenen Beinen ohne Krücken, und ich freue mich jeden Tag über die «kleinen» Wunder, die er mir bietet. Ich lebe ganz bewußt. Dadurch warf ich sämtliche alte Verhaltensmuster über Bord und schaltete auf positiv.Mit dieser Erfahrung arbeite ich seit 2 Jahren mit vielen Menschen, die das Problem Übergewicht selbst nicht bewältigen können. Ich weise ihnen den Weg zu einer positiven Lebenseinstellung. Dieser Weg führt sie zum Ziel: Einem gesunden schlanken Körper."

Ilse Dorant bietet Seminare für Übergewichtige an. Gesundes Selbstbewußtsein. Auskunft: Telefon 02 21-48 77 60

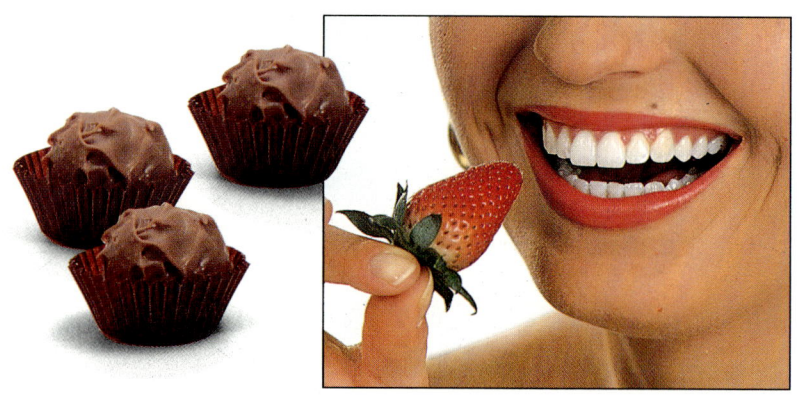

*Machen Sie sich immer wieder bewußt:
100 Gramm Pralinen haben 600 Kalori-
en. 100 Gramm Erdbeeren haben nur 37.
Und eine Menge Vitamin C und wichtige
Vitalstoffe.
Sie brauchen bei meiner Enzym-Diät
eigentlich keine Kalorien zu zählen, wenn
Sie sich konsequent an meine Ratschläge
halten. Die Speisen sind so zusammenge-
stellt, daß Sie schlank werden und es
auch bleiben.
Dennoch Vorsicht vor Fett und Zucker.
Eine kleine Hilfe soll die nachstehende
Kalorientabelle sein.
Meiden Sie die ausgesprochenen Dickma-
cher. Sie sind rot gedruckt.*

Kalorientabelle

Obst

	Menge	Kalorien
Ananas	1 Scheibe	32
Apfel, mittelgroß	1 Stück	67
Banane, mittelgroß	1 Stück	90
Birne, mittelgroß	1 Stück	77
Grapefruit, mittelgroß	1 Stück	57
Kiwi, mittelgroß	1 Stück	40
Orange, groß	1 Stück	86
Papaya	1 Stück	80
Pfirsich, mittelgroß	1 Stück	55

	Menge	Kalorien
Ananas	100 g	56
Avocado	100 g	227
Aprikosen	100 g	50
Banane	100 g	90
Erdbeeren	100 g	37
Feigen	100 g	62
Grapefruit	100 g	38
Guave	100 g	34
Heidelbeeren	100 g	60

Obst

	Menge	Kalorien
Himbeeren	100 g	40
Honigmelone	100 g	53
Johannisbeeren, rot	100 g	37
Johannisbeeren, schwarz	100 g	46
Kaki (Sharon-Frucht)	100 g	69
Kirschen, süß	100 g	57
Kiwi	100 g	46
Kokosnuß	100 g	363
Limone	100 g	31
Litchis	100 g	74
Mandarine	100 g	44
Mango	100 g	56
Orange	100 g	43
Papaya	100 g	12
Passionsfrucht	100 g	67
Pflaume	100 g	50
Preiselbeeren	100 g	43
Rhabarber	100 g	7
Rosinen	100 g	271
Stachelbeeren	100 g	43
Sternfrucht (Karambole)	100 g	23
Tamarillo (Baumtomate)	100 g	56
Wassermelone	100 g	35
Weintrauben	100 g	70
Zitrone	100 g	36

Gemüse, Salate

	Menge	Kalorien
Avocado	1 Stück	480
Blumenkohl, 1 Kopf	750 g	128
Chicoréestange	1 Stück	14
Endiviensalat	1 Kopf	33
Gewürzgurke	1 Stück	10
Kopfsalat	1 Kopf	22
Kohlrabi, mittelgroß	1 Knolle	45
Paprikaschote	1 Stück	29
Salatgurke	1 Stück	35
Tomatenmark	1 Eßl.	14
Tomatenketchup	1 Eßl.	37
Weizenkeime	1 Eßl.	23
Zwiebel, mittelgroß	1 Stück	21
Bohnen	100 g	31
Broccoli	100 g	33
Champignons	100 g	24
Endiviensalat	100 g	17
Feldsalat	100 g	15
Grüne Erbsen	100 g	37
Grünkohl	100 g	23
Möhren	100 g	28
Porree	100 g	22
Pilze	100 g	18
Radieschen, Rettich	100 g	20
Rosenkohl	100 g	42
Rote Beete	100 g	29
Rotkraut, Blaukraut	100 g	21
Sauerkraut	100 g	26
Schwarzwurzeln	100 g	41
Sellerie	100 g	28
Spargel	100 g	15
Spinat	100 g	18
Steckrüben	100 g	29
Tomaten	100 g	18
Weißkraut	100 g	19
Wirsing	100 g	24

Milch, Käse

	Menge	Kalorien
Buttermilch	1/2 l	175
Dosenmilch 7,5 %	1 Teel.	7
Fruchtjoghurt	150 g	143
Joghurt natur	150 g	111
Joghurt (Magerstufe)	150 g	60
Sahne, ungezuckert	1 Eßl.	75
Trinkmilch 3,5 %	1/2 l	330
Trinkmilch 1,5 %	1/2 l	235
1 Camembert 45 %	125 g	379
1 Doppelrahmkäse 60 %	62,5 g	211
Edamer Käse 40 %	100 g	221
Hartkäse 45 %	100 g	415
Hartkäse 30 %	100 g	342
Hartkäse 20 %	100 g	253
Magerkäse unter 10 %	100 g	192
Schmelzkäse 45 %	62,5 g	191
Schichtkäse 10 %	250 g	115
Speisequark 40 %	100 g	160
Speisequark mager	100 g	73

Eier

	Menge	Kalorien
1 Hühnerei, Gew.-Kl. 4	58 g	84
1 Eiweiß, mittelgroß	33 g	16
1 Eigelb, mittelgroß	19 g	68

Kartoffeln

	Menge	Kalorien
Bratkartoffeln, 1 Port.	120 g	234
Kartoffeln, 3 kleine	100 g	85
Kartoffelsalat	1 Port.	350
Kartoffelknödelmehl	100 g	337
Kartoffelknödel	1 Stück	100
Kartoffelpuffer, verzehrf.	100 g	247
Kartoffelpüree, verzehrf.	100 g	275
Kartoffelchip	1 Stück	10
Pommes Frites	1 Stück	20

Fleisch, Geflügel

	Menge	Kalorien
Hackfleisch	100 g	210
Hammelfleisch (mager)	100 g	143
Kalbfleisch (mager)	100 g	120
Kalbsleber	100 g	143
Rindfleisch (mager)	100 g	143
Schweinefleisch (mager)	100 g	214
Fleischsuppe, verzehrf.	100 g	6
Brathähnchen	100 g	144
Ente	100 g	194
Gans	100 g	229
Gans (fett)	100 g	400
Hase	100 g	99
Hirschfleisch	100 g	123
Putenfleisch	100 g	125
Puter (Truthahn)	100 g	206
Reh (Rücken)	100 g	133
Suppenhuhn	100 g	200

Wurst

	Menge	Kalorien
Bierschinken	100 g	247
Bratwurst	100 g	492
Cervelatwurst	100 g	454
Corned Beef, deutsch	100 g	153
Fleischwurst	100 g	254
Gänseleberpastete	100 g	471
Jagdwurst	100 g	302
Kasseler Rippchen	100 g	328
Lachsschinken	100 g	140
Leberkäse	100 g	271
Leberwurst (mager)	100 g	268
Mettwurst	100 g	523
Mortadella	100 g	170
Münchner Weißwurst	100 g	245
Pressack	100 g	264
Roastbeef	100 g	233
Salami	100 g	450
Schinken (roh)	100 g	344
Schinken (gekocht)	100 g	274
Speck (durchwachsen)	100 g	605
Speck (fett)	100 g	844
Wiener Würstchen	100 g	250

Fisch

	Menge	Kalorien
Bismarckhering	100 g	203
Fischstäbchen (TK)	100 g	200
Forelle	100 g	52
Heilbutt	100 g	98
Heringsfilet	100 g	255
Kabeljau, Karpfen	100 g	80
Kaviar	100 g	241
Krabben	100 g	92
Matjeshering	100 g	161
Miesmuscheln	100 g	51
Ölsardinen	1 Stück	20
Rotbarsch	100 g	112
Schellfischfilet	100 g	80
Seelachs	100 g	57
Sprotten	100 g	153
Thunfisch in Öl	100 g	304

Suppen, Soßen

	Menge	Kalorien
Bratensoße	1 Tasse	102
Fleischbrühe	1 Tasse	22
gekörnte Brühe	1 Eßl.	35
klare Suppe m. Einlage	1/4 l	65
gebundene Suppe m. Einl.	1/4 l	80
gebundene Suppe mit Hülsenfrüchten	1/4 l	90

Getreideerzeugnisse

	Menge	Kalorien
Weizenmehl	100 g	370
Weizengrieß	100 g	370
Roggenmehl	100 g	370
Reis, Graupen (roh)	100 g	370
Cornflakes	100 g	388
Nudeln (roh)	100 g	390
Haferflocken	100 g	402
Haferflocken	1 Eßl.	40
Kartoffelmehlstärke	50 g	180
Paniermehl	1 Eßl.	35
Müsli (Früchtemüsli)	100 g	371
Puddingpulver	1 Beutel	158
1 Brötchen	40 g	111
Knäckebrot	1 Scheibe	38
Vollkornbrot	1 Scheibe	105
Mischbrot	1 Scheibe	88
Weißbrot	1 Scheibe	111
Toastbrot	1 Scheibe	84
Zwieback	1 Stück	40
Pumpernickel	1 SCheibe	97
Pop-Corn	100 g	368
Butterkeks, 1 Packg.	200 g	525
Salzstangen, 1 Packg.	125 g	455
Hefeteig	100 g	303
Apfelstrudel	100 g	230
Obstkuchen	100 g	223
Torte	1 Stück	500
Pizza, 1 Port.	200 g	445

Nüsse

	Menge	Kalorien
Erdnüsse, geröstet	100 g	631
Haselnüsse ohne Schale	100 g	690
Mandeln ohne Schale	100 g	651
Walnüsse ohne Schale	100 g	705

Fette, Öle

	Menge	Kalorien
Butter	1 Teel.	40
Butter	100 g	755
Gänseschmalz	100 g	905
Kokosfett	100 g	930
Margarine	1 Teel.	39
Margarine	100 g	733
Mayonnaise (80 % Fett)	1 Eßl.	116
Mayonnaise (80 % Fett)	100 g	727
Öl	1 Eßl.	93
Öl	100 g	899
Schweineschmalz	100 g	945

Zucker, Süsswaren

	Menge	Kalorien
Würfelzucker	1 Stück	20
Zucker	1 Eßl.	80
Zucker	100 g	394
Honig	1 Teel.	30
Honig	250 g	763
Marmelade	1 Eßl.	49
Cremetorte	1 Stück	500
Frankfurter Kranz	1 Stück	420
Obstkuchen (ohne Fett)	1 Stück	177
Butterkeks	100 g	265
Rührkuchen	100 g	425
Bonbons	100 g	390
Schokolade	100 g	563
Pralinen	100 g	600
Marzipan	100 g	495

Alkohofreie Getränke

	Menge	Kalorien
alkoholfreies Bier, 1 Fl.	0,5 l	140
alkoholfreies Bier, 1 Glas	0,2 l	56
Apfelsaft, 1 Glas	180 ccm	43
Apfelwein, 1 Glas	180 ccm	63
Cola, kleine Flasche	0,33 l	90
Grapefruitsaft, 1 Glas	180 ccm	83
Johannisbeersaft, rot	180 ccm	100
Johannisbeersaft, schwarz	180 ccm	104
Kaffee, Tee, schwarz	1 Port.	0
Karottensaft, 1 Glas	180 ccm	53
Mineralwasser, 1 Flasche	1 Liter	0
Orangensaft, 1 Glas	180 ccm	85
Tomatensaft, 1 Glas	180 ccm	44
Traubensaft, 1 Glas	180 ccm	133
Zitronenlimonade	0,2 l	100

Alkoholische Getränke

	Menge	Kalorien
Bier, 1 Flasche	0,5 l	225
Bier, 1 Glas	0,2 l	90
Cocktail, süß, 1 Glas	0,3 l	175
Eierlikör, 1 Glas	2 cl	34
Portwein, 1 Glas	6 cl	55
Rotwein	1/4 l	86
klarer Schnaps, 1 Glas	2 cl	37
Sherry, 1 Glas	6 cl	55
Sekt, 1 Sektglas	5 cl	62
Weinbrand, 1 Glas	2 cl	44
Weißwein, 1 Glas	1/4 l	76
Wermut, 1 Glas	6 cl	140
Whisky, 1 Glas	4 cl	96

Pflegen Sie Ihr Wunschgewicht!

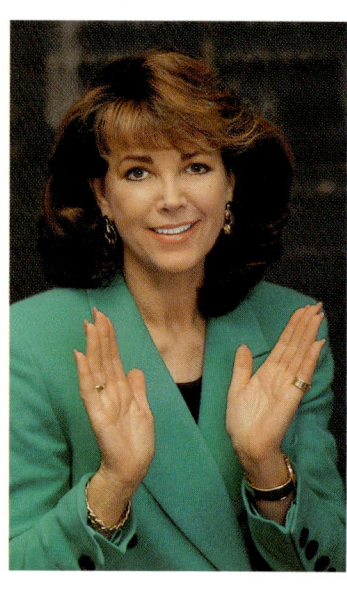

Meinen Glückwunsch! Sie haben es geschafft!

Was Ihnen noch vor ein paar Wochen wie eine Illusion vorkommen mußte, ist Realität geworden: Sie können sich im Bikini an den Strand wagen. Der Chic aus schlanken Tagen steht Ihnen wieder. Im Alltag aber lauert die Gefahr, wieder in alte Eßgewohnheiten zurückzufallen. Nach dem Motto: Einmal ist keinmal. Hüten Sie sich davor. Sonst war alles umsonst.

Ich will Ihnen erklären, weshalb: Sie müssen sich die Fettzellen Ihres Körpers wie einen ausgetrockneten Schwamm vorstellen. Nach absolvierter Diät ist der Schwamm leer und stark geschrumpft. Aber er ist noch da. Und er nutzt - um im Bild vom Schwamm zu bleiben - jeden Regen, um sich vollzusaugen und wieder groß zu werden.

Der menschliche Körper, so haben die Mediziner herausgefunden, entleert bei einer Diät zwar seine Fettzellen, aber er löst sie nicht auf. Sie lauern auf Fett - wie der Schwamm auf Regen.

Mit Hilfe meiner Diät haben Sie ja gelernt, wie Sie sich sinnvoll ernähren können. Bleiben Sie dabei! Essen Sie weiterhin vorwiegend naturbelassene Lebensmittel. Viel Salate, Obst, Gemüse.

Verwenden Sie ballaststoffreiche Lebensmittel für die Hauptmahlzeit am Mittag. Ergänzen Sie sie durch möglichst viel Gemüse und Früchte.

Ihr Abendessen sollte vorwiegend aus kohlenhydrathaltigen Lebensmitteln bestehen. Sie sind am einfachsten verdaulich. Der Körper sollte für die Nacht nicht mit schwierigen Verdauungsproblemen belastet werden. Wieder sollte Gemüse nicht fehlen. Und grundsätzlich: Vor jeder Hauptmahlzeit ein frischer Salat!

Ich gratuliere zu Ihrem Erfolg!

Herzlichen Glückwunsch zu Ihrem neuen Leben! Sie haben mit Hilfe meiner Enzym-Diät gelernt, wie Sie sich künftig ernähren müssen. Welche Nahrungsmittel Sie bevorzugen und wie Sie Ihre Mahlzeiten zusammensetzen sollen.

Ihr Erfolg beweist Ihnen: Sie werden nach diesem Ernährungskonzept auch kein Problem haben, Ihr Wohlfühl-Gewicht zu behalten.

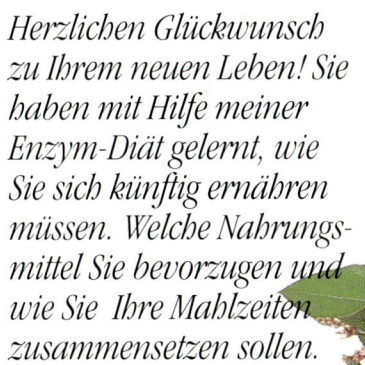

Sie haben die Ratschläge meines Buches befolgt und Sie können sicher sein, daß sie Ihnen helfen, weiterhin auf Erfolgskurs zu bleiben.

Haben Sie noch Fragen dazu?
Dann schreiben Sie.
Oder rufen Sie einfach an:
CEDI-Verlag, Buchenstraße 42
8029 Sauerlach bei München
Telefon 0 81 04-20 67
Telefax 0 81 04-2218

In der Schweiz: BIO-SWISS
Kieselgasse 12, 8034 Zürich
Telefon 01 422 44 40
Telefax 01 422 86 71

Inhalt

Inhalt